KB272551

한평생 온 가족 건강을 위하여

간장병 예방과 치료 영양식

(완벽한 사진해설)

현대건강연구회 편

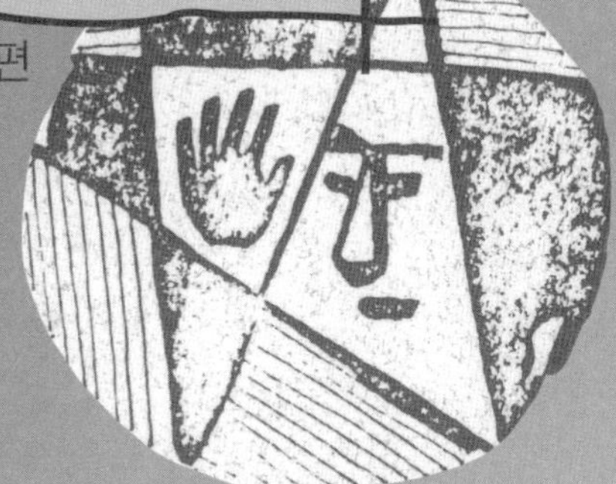

太乙出版社

머 리 말

간장병의 식이 요법이라고 하면 예전에는 알콜과 지방 단백질을 제한하는 것이었다.

그러나 현재는 급성 간염이나 담석증(胆石症), 담낭염 등을 제외하고는 지방도 그다지 제한하지 않고 고단백, 고에너지, 고비타민식 식사 요법이 주체가 되고 있다.

다만 한 마디로 고단백, 고에너지식이라고 해도 식단을 생각하여 조리한다는 것은 상당히 어려운 일이다.

특히 만성 간염이나 간경변(肝硬變) 등에서는 식사의 양이 많아지고 오랜기간 계속해야 하므로 환자도 먹을 수 있고, 또 환자 가족의 식사를 생각하여 만들어야 한다는 부담이 있다.

이 때문에 식사가 불충분해지고, 영양이 부족해지기도 하고, 밸런스를 깨뜨리기도 하여 모처럼 계속하던 식이 요법도 중단되어 회복에 좋지 않은 영향을 준다. 간장병의 식이 요법은 급성기를 지나면 그다지 심하게 제한할 필요는 없다. 그러나 급성 간염과 만성 간염 등에서는 단백질이나 지방 섭취법이 달라지는 등 병의 종류와 증상에 따라 상당히 다르므로 기본적인 방침을 잘 이해하고 지키는 것이 중요하다.

그를 위해서는 1일 식품 구성에 맞추어 변화를 생각하고 요리를 한다. 간장병의 식이 요법은 식품 구성에 기반을 두고 맛있게 조리하여 충분히 먹을 수 있게 할 때 비로소 효과가 있다.

의사의 지시에 따라 바른 식이 요법을 서두르지 말고 오랫동안 지속하기 바란다.

차　례＊

〈재료별 식단〉

*차 례

차 례*

* 차　례

차　례*

● **간식**
● **디저트** *78*

〈증상별 식단〉

● **급성 간염의 식단** *89*

*차　례

차　례*

● 만성 간염의 식사 *109*

〈간장병의 식사법〉

● 간장병을 안다 *113*

● 식이요법의 기본 *116*

* 차　례

차 례＊

＊차 례

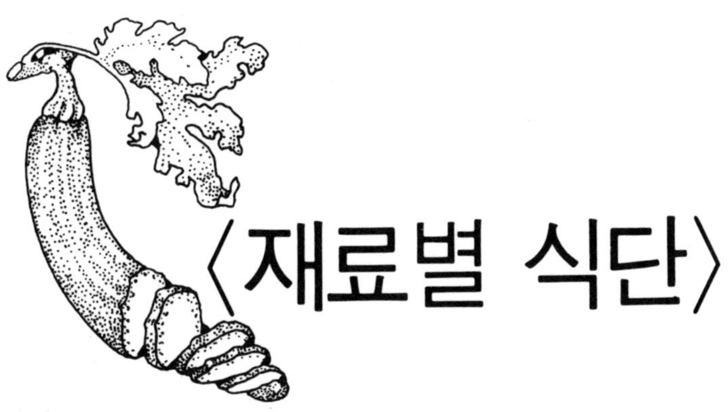

〈재료별 식단〉

● 고기 식단

동물성 지방은 되도록 한다.
그를 위해 육류에서는 지방이 적은 부드러
운 등심이나 닭가슴살이 적당하다.
(식단 이름 아래는 계절별을 의미한다)

단백질 15.9g, 에너지 243Kcal

소 레바 저림
SPRING

재료(4인분) 소 레바 320g, 녹말 큰 스푼 4, 기름 큰 스푼 2, 저림

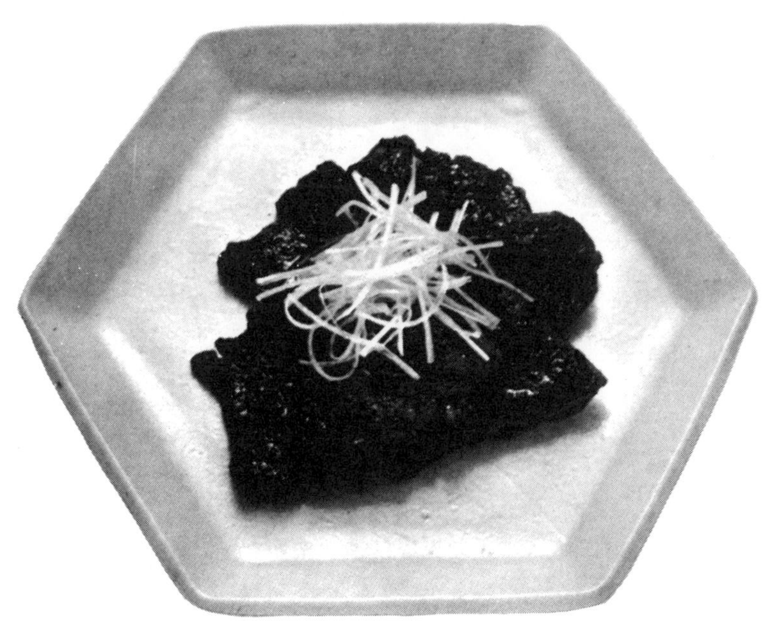

액〈술 작은 스푼 1, 간장 작은 스푼 1,설탕 작은 스푼 1, 생강, 마늘〉,곁들일 식초〈식초 작은 스푼 1.5, 설탕 큰 스푼 3, 샐러드 오일 작은 스푼 1, 간장 큰 스푼 2, 파 1뿌리〉.

만드는 법

①소 레바는 피를 빼고 물기를 없애 저림액에 담근다〈10분 정도〉.

②저림액에 담구어 밑맛을 낸 소 레바에 녹말을 묻혀 뜨거운 후라이팬에서 굽는다.

③식초, 설탕, 간장, 샐러드 오일(또는 참기름)과 곁들일 액 안에 ②의 소 레바에 맛이 베일 때까지 담구어 둔다.

④③에 양파로 장식한다.

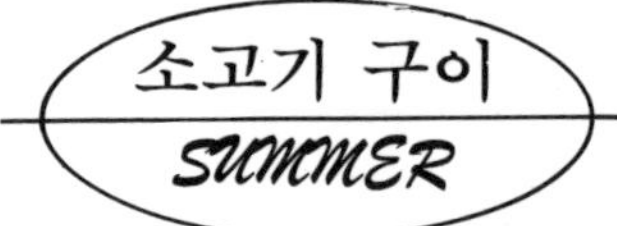

단백질 18.9g, 에너지 146Kcal

재료(4인분) 소고기 320g, 버섯 12장, 파 1뿌리, 큰 산파 20g, 마늘 작은 스푼 1 / 2, 생강 작은 스푼 1, 레몬 1 / 2개, 간장 큰 스푼 1, 기름 큰 수푼 1.

만드는 법

①고기는 얇게 자른다.

②마늘과 생강은 즙을 내고, 큰 산파는 적당히 자른다.

③간장 큰 스푼 1과 ②의 야채를 섞은 조미액에 고기 5cm로 자른 파를 약 20분 둔다.

④석면망 위에 석쇠를 얹어 고기를 굽는다.
⑤구워지면 레몬즙을 뿌려 먹는다.

포인트

망으로 굽기 때문에 여분의 기름이 떨어져 산뜻한 것을 먹을
수 있다. 레몬즙나 무우즙을 사용.

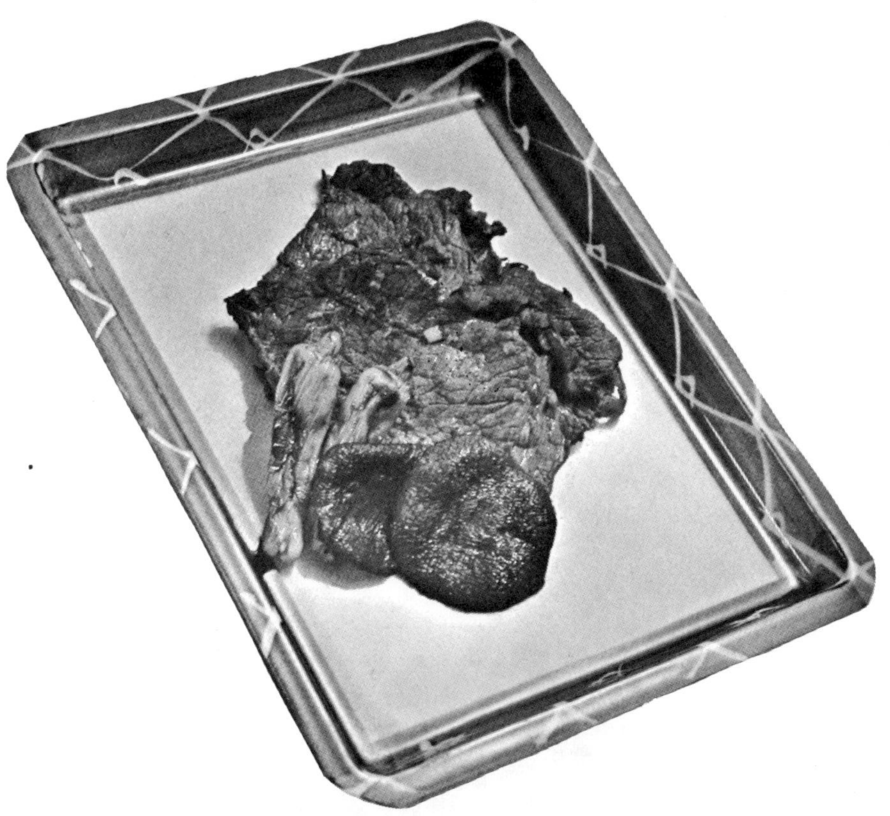

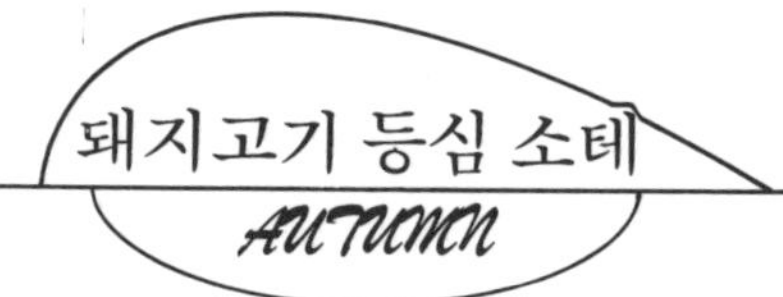

단백질 15.4g, 에너지 185Kcal

재료(4인분) 돼지고기 등심 280g, 소금 작은 스푼 1, 깨소금, 밀가루 큰 스푼 2, 샐러드 오일 큰 스푼 2, 송이버섯150g, 버터 큰 스푼 1, 백포도주 큰 스푼 1½, 고형 수프 1/3개 (1/2컵의 물에 녹인다),로스타치 작은 스푼 2(동량의 물에 녹인다).

만드는 법

①돼지고기 등심살은 두께 8mm 정도로 자르고 소금, 깨, 밀가루를 뿌려 샐러드 오일로 소테한다.

②송이버섯을 작게 나눈다.

③남비에 버터를 녹여 송이버섯을 볶고 백포도주와 수프를 넣어 한 번 끓인 다음 소금, 깨로 맛을 내고 콘스타치로 끈기를 주어 그릇에 담은 돼지고기 안심 위에 얹는다.

포인트

고기를 자나치게 굽지 않도록 주의한다.

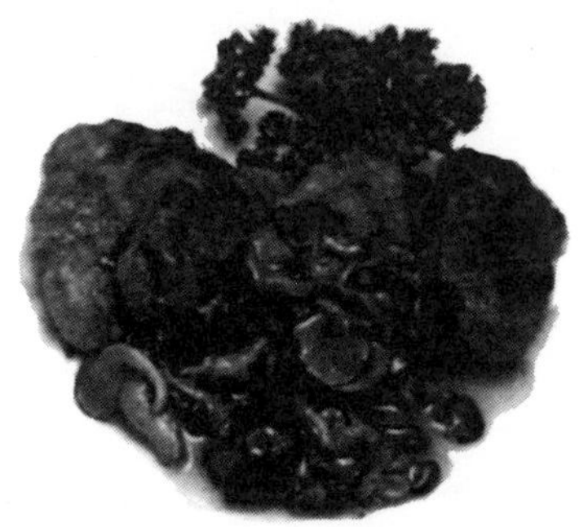

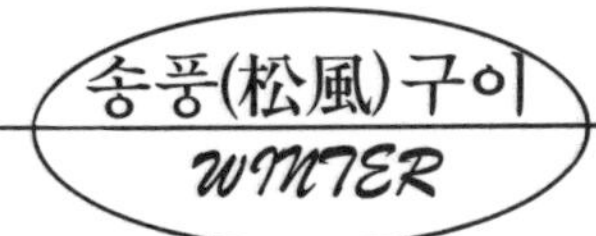

송풍(松風)구이
WINTER

단백질 20.0g, 에너지 251Kcal

재료(4인분) 간 고기 280g, 파 중간 것 1 / 2개, 생 빵가루 60g, 계란 큰 것 1개, 생강 4g, 된장 큰 스푼 3, 설탕 큰 스푼 1⅓, 술 큰 스푼 1⅓, 흰 깨 4g, 기름 큰 스푼 1⅓.

만드는 법

①된장, 설탕, 술을 남비에 넣어 볶는다.

②간 고기를 ①에 넣고 썬 파, 생강, 생 빵가루, 계란을 넣어 섞는다.

③철판에 기름을 깔고 ②를 2~3cm 두께로 평평하게 펴고 흰 깨를 뿌린다.

④오븐은 180℃로 뜨겁게 하여 ②를 넣고 15~20분간 굽는다.

⑤적당한 크기로 자른다.

포인트

기름기가 없는 고기는 2번 갈자.

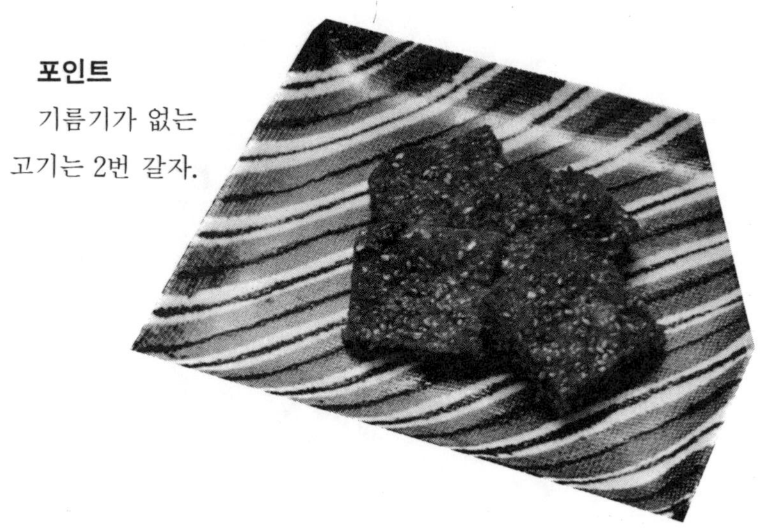

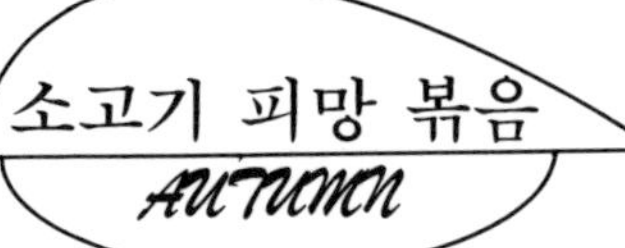

단백질 12.3g, 에너지 225Kcal

재료(4인분) 소고기 얇게 썬 것 240g〈간장 큰 스푼 1, 술 큰 스푼 1, 생강즙 작은 스푼 1, 녹말가루 큰 스푼 1〉, 양파 1개, 피망 4개, 샐러드 오일 큰 스푼 3, 간장 큰 스푼 1½, 설탕 작은 스푼 1, 술 큰 스푼 1, 기름 큰 스푼 1.

만드는 법

①소고기 얇게 썬 것을 한 입 크기로 하여 간장, 술, 생강즙으로 밑간을 하여 녹말가루를 씌운다.

②양파, 피망도 한 입 크기로 자른다.

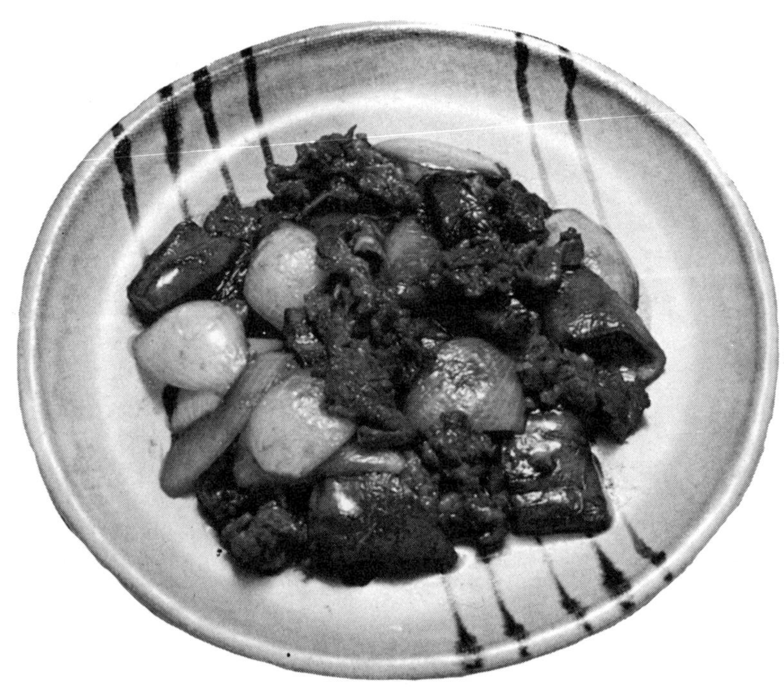

③샐러드오일 큰 스푼 2개를 뜨겁게 하여 ①을 볶아 접시에 담는다. 샐러드 오일 큰 스푼 1개를 더하여 양파, 피망을 볶은 후 고기를 다시 넣어 간장, 설탕, 술, 기름으로 조미한다.

포인트

강한 불에서 재빨리 볶아내야 한다.

생선은 흰 살을 주로하고 붉은 살인 경우에는 조심한다. 오징어나 조개류는 단단하므로 급성기에는 피한다.

단백질 26.3g 에너지 185Kcal

금눈돔 냉채
SUMMER

재료(4인분) 금눈돔 4토막, 두부 1모, 새우 8마리, 오크라 8개, 오이 1개, 토마토 1개, 레몬 1 / 2개, 생강 20g, 큰 산파 20g, 다시즙 1 / 2컵, 간장 큰 스푼 3.

만드는 법
①금눈돔은 껍질이 있는 채로 잘라 열탕 처리한 후 빙수에 살짝

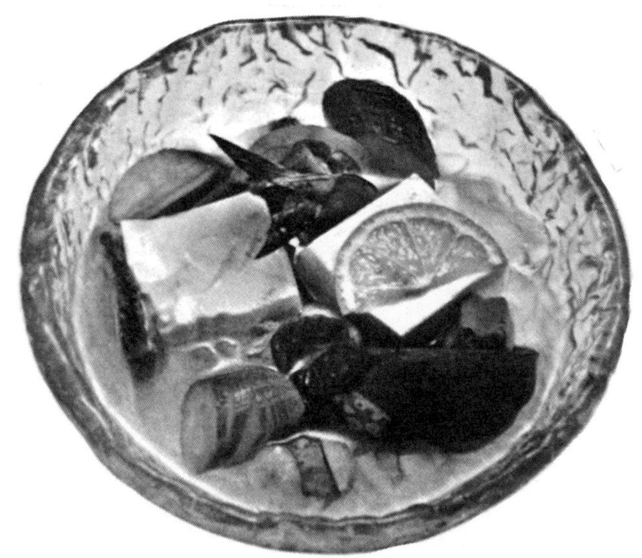

없는다.

②두부 1모는 8등분 한다.

③새우는 등을 제거하고 소금, 술을 약간 넣어 볶는다.

④오크라는 데치고 토마토는 잘라 껍질을 반쯤 벗긴다. 오이는 잘라 소금을 뿌려 둔다.

⑤차게 식힌 그릇에 ①~④를 담고 레몬은 반달 모양으로 자른다.

⑥생강즙을 내고 큰 산파는 작게 자른다. 간장 큰 스푼 3은 다시 즙에 쓰도록 한다.

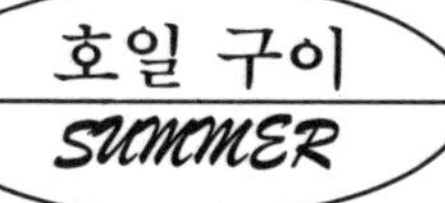

단백질 17.3g, 에너지 172Kcal

재료(4인분) 날치 4토막, 파 4뿌리, 술 큰 스푼 3, 소금 작은 스푼 1½, 버터 32g, 레몬, 생 표고버섯 4장.

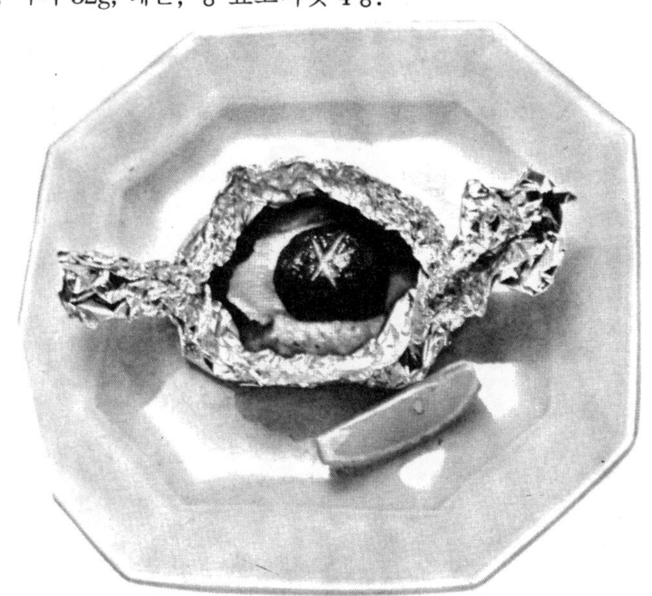

만드는 법

①알미늄 호일을 30cm 정도 잘라 둔다.

②날치는 잘라서 소금을 뿌려 둔다.

③버터와 레몬즙을 내어 레몬 버터를 만든다.

④알미늄 호일 위에 생선을 얹고 그 위에 파, 레몬, 생 표고버섯을 얹어 쌓아서 오븐에 5분 굽는다.

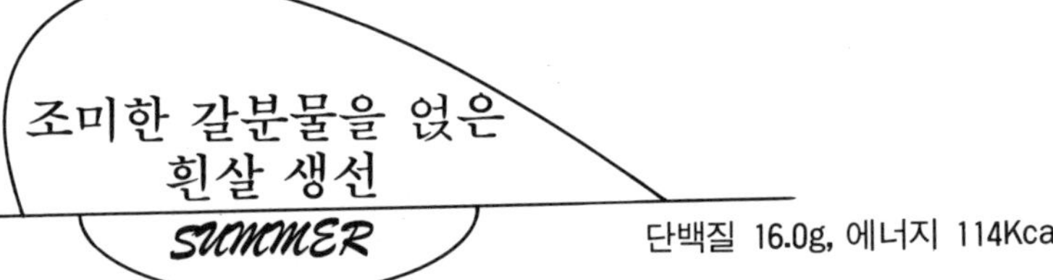

단백질 16.0g, 에너지 114Kcal

재료(4인분) 잉어 8토막, 파 60g, 마늘 40g, 삶은 죽순 60g, 마른 표고버섯 4장, 세닢 20g, 간장 큰 스푼 1, 술 작은 스푼 4, 녹말 큰 스푼 1.

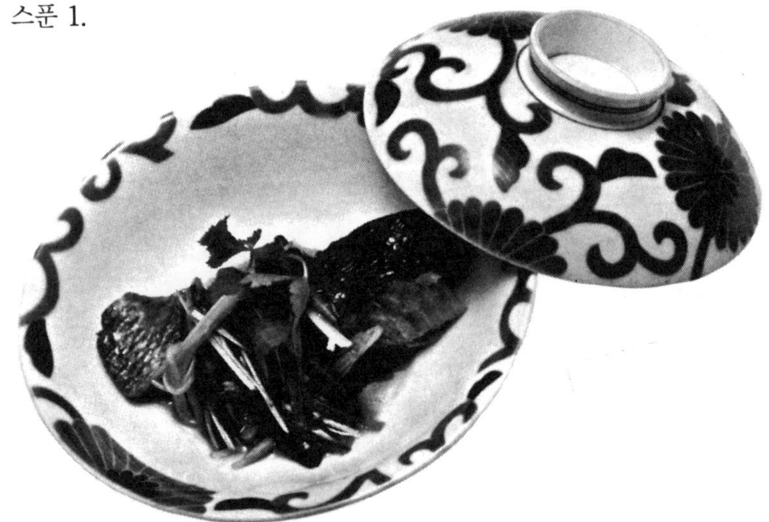

만드는 법

①잉어는 술 작은 스푼 4, 소금 작은 스푼 1을 넣어 접시에 담아 증기로 익혀 둔다.

②파, 마늘, 삶은 죽순, 마른 표고버섯은 자른다. 세닢은 묶는다.

③남비에 다시국물 1컵을 넣고 세닢 이외의 야채를 소금 작은 스푼 1, 간장 큰 스푼 1를 넣어 익힌다. 마지막에 물에 푼 녹말을 넣어 걸쭉하게 한다.

④접시에 익은 생선을 얹고 ②에 야채를 뿌리고 볶은 세닢을 얹어 낸다.

포인트

생선은 흰살 생선으로 쓴다. 넙치도 사용할 수 있다.

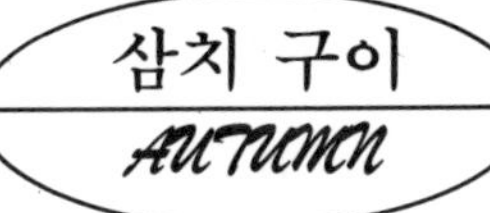

단백질 17.5g 에너지 204Kcal

재료(4인분) 삼치 4토막, 된장 큰 스푼 4, 미림 큰 스푼 3, 무청 8개, 소금 작은 스푼 1, 설탕 큰 스푼 2½, 국화잎 8장.

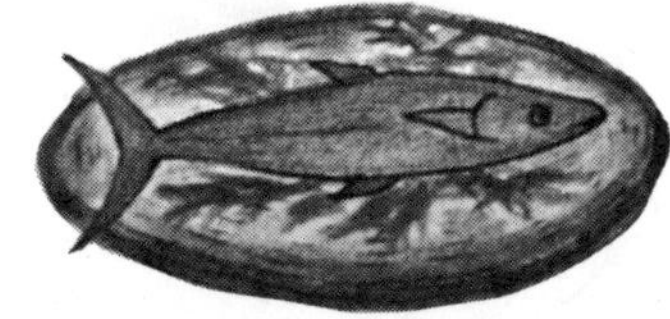

만드는 법

①무청은 껍질을 벗기고 양쪽에 칼집을 넣어 두고 작은 스푼 1/2의 소금을 뿌린다. 매우면 가볍게 씻어 단식초(설탕, 식초, 남은 소금)에 담근다.

②된장과 미림을 섞어서 삼치를 20분 정도 담근다.

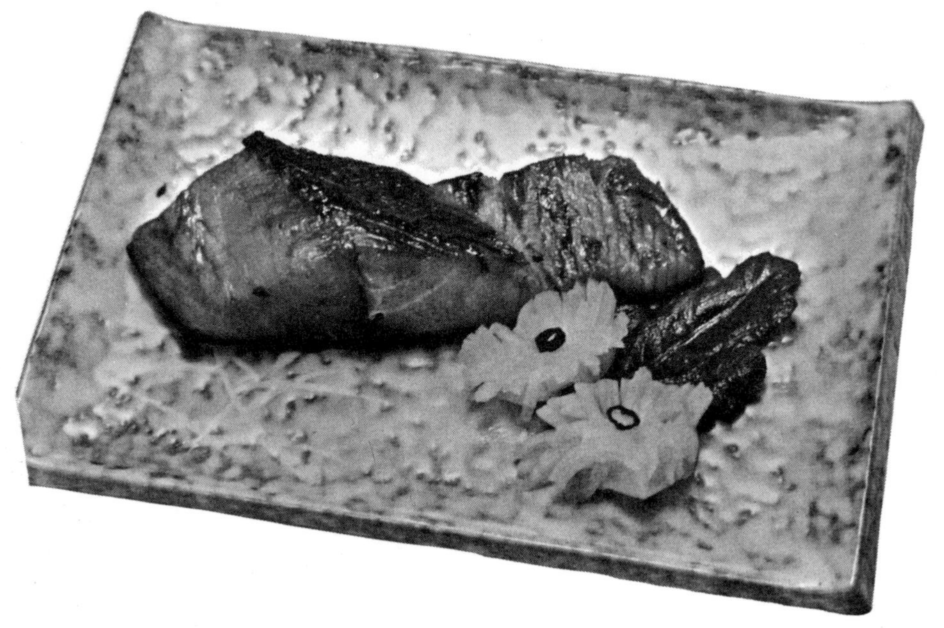

③삼치에 이쑤시개를 끼워 강한 불에서 멀리 두고 굽는다.

④뜨거울 때, 이쑤시개를 빼고 그릇에 담아 국화잎과 무청을 장식한다.

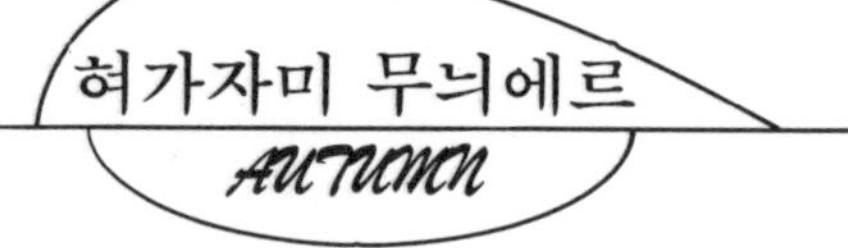

단백질 17.2g, 에너지 223Kcal

재료(4인분) 혀가자미(4마리), 소금 작은 스푼 1½, 후추 조금, 밀가루 큰 스푼 2, 샐러드 오일 큰 스푼 2, 감자 2개, 파셀리 조금, 레몬 1/2개, 버터 큰 스푼 2.

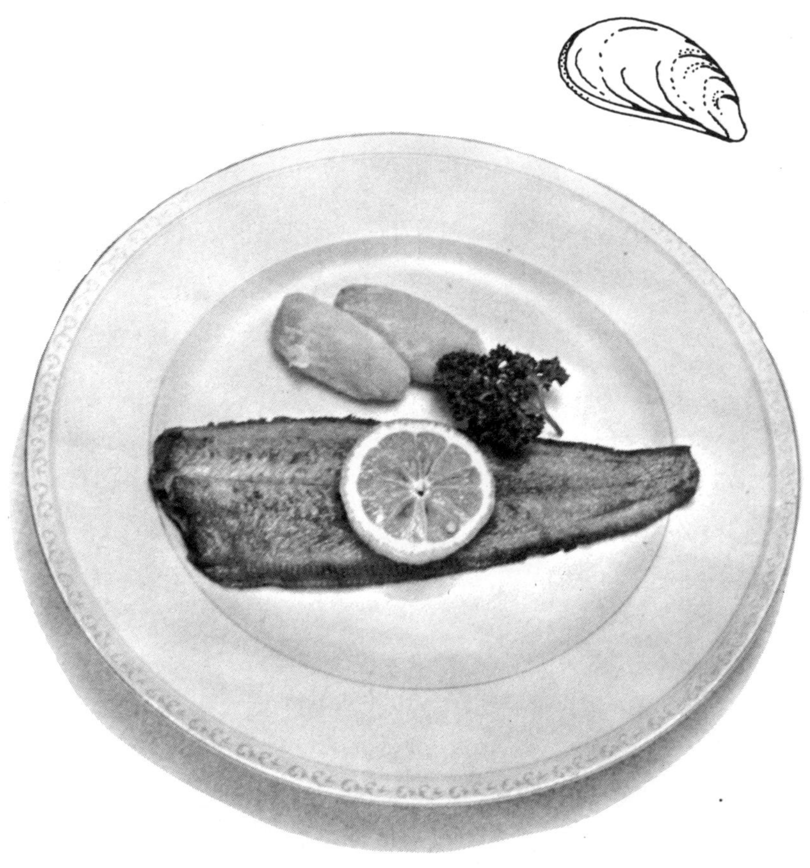

만드는 법

①혀가자미는 미리 끝 쪽을 조금 잘라 자른 부분부터 껍질을 벗긴다. 안쪽 껍질도 벗기고 손질한다. 꼬리 부분은 잘라낸다.

②혀가자미에 소금과 후추를 뿌리고 밀가루를 얇게 입힌다.

③후라이팬에 샐러드 오일, 버터를 달구어 ②를 알맞게 구워 접시에 담는다.

④삶은 감자, 파셀리, 레몬을 장식한다.

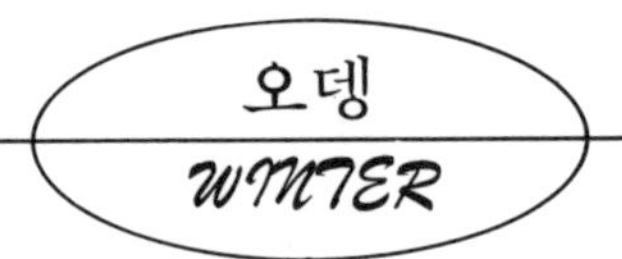

단백질 14.2g, 에너지 223Kcal

재료(4인분) 무 200g, 감자 작은 것 4개, 곤약 1개, 어묵, 꼬치 오뎅 2개, 동그란 오뎅 4개, 다시마 4개, 다시국물 8컵, 설탕 큰 스푼 2, 미림 큰 스푼 2, 간장 1 / 2컵.

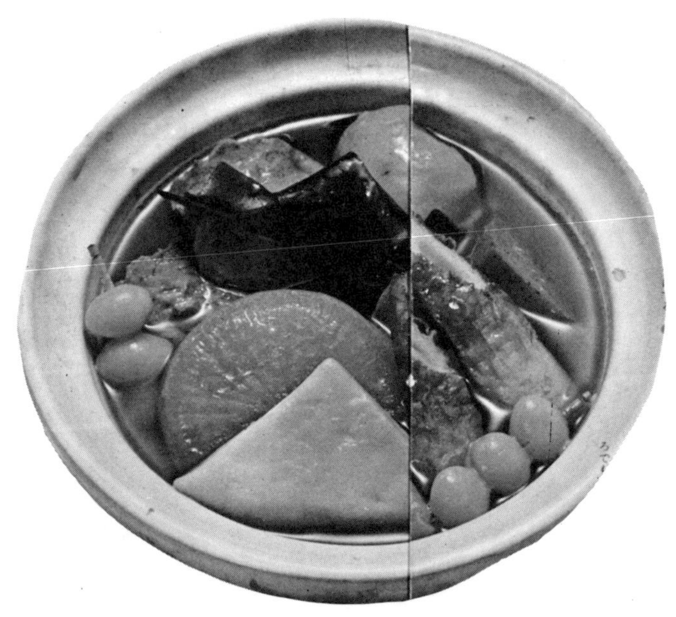

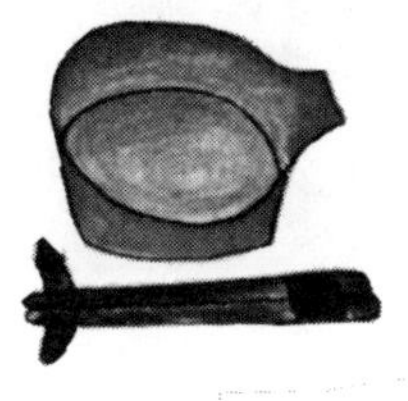

만드는 법

①무는 3cm로 동그랗게 썬 것을 다시 반으로 잘라 껍질을 벗겨 데친다.

②감자는 껍질 채 데쳐 뜨거울 때 벗긴다.

③곤약은 소금을 뿌려 비벼서 삼각으로 잘라 3~4분 데친다.

④어묵은 삼각으로 자른다.

⑤꼬치 오뎅은 비스듬히 2개로 자른다.

⑥조미료를 끓여 그 속에 무, 감자, 곤약, 어묵, 꼬치 오뎅, 다시마, 동그란 오뎅을 넣어 약한 불에서 끓인다.

포인트

야채, 곤약 등은 푹 익히는 편이 맛있지만 그 외의 것은 너무 익히면 물러져 맛을 잃는다.

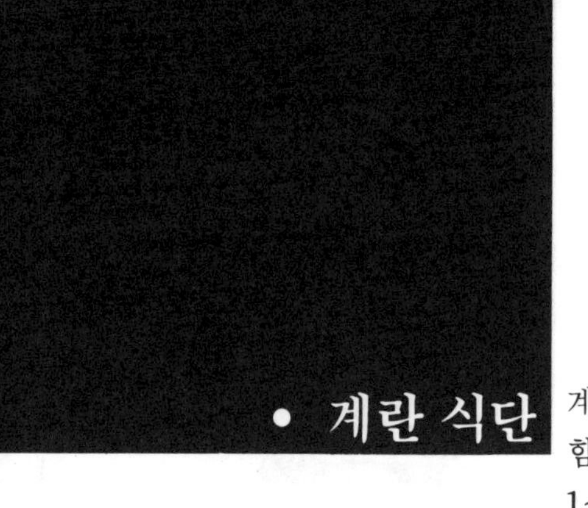

- **계란 식단**

계란은 단백질뿐만 아니라 비타민 A도 많이 함유되어 있어 소화가 잘되므로 하루에 1~1.5개 정도는 섭취하도록 하자.

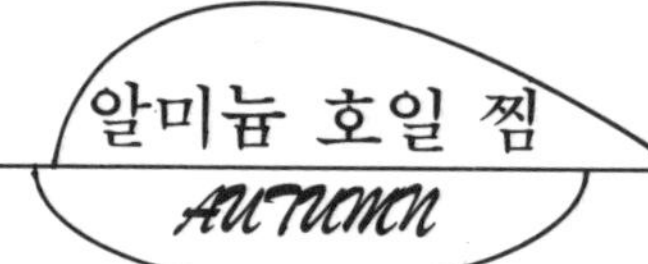

단백질 20.2g, 에너지 216Kcal

재료(4인분) 닭고기 240g〈간장 큰 스푼 1, 술 큰 스푼 1, 생강즙 작은 스푼 1〉, 생 표고버섯 8장, 파 80g, 계란 4개, 샐러드 오일 큰 스푼 1½(술 큰 스푼 1, 소금 작은 스푼 1/2), 레몬 1/2개.

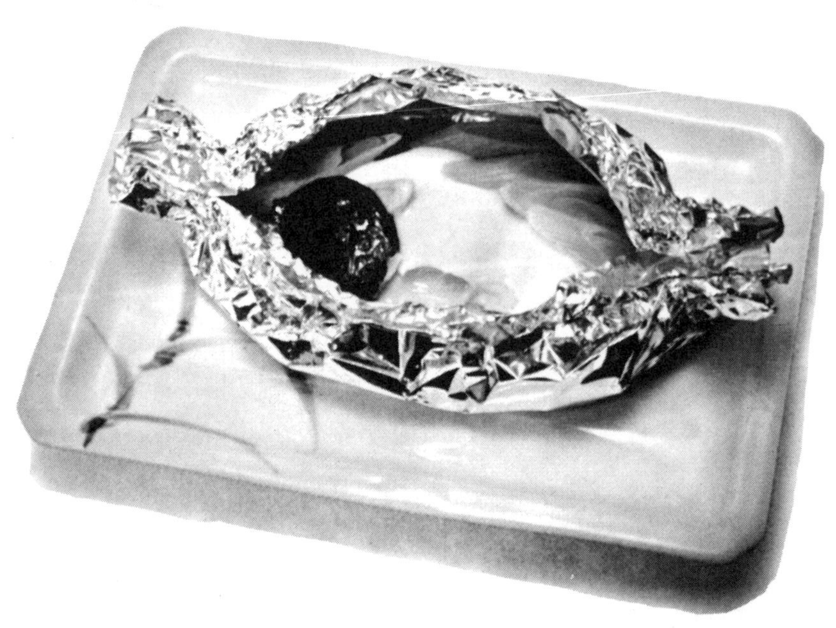

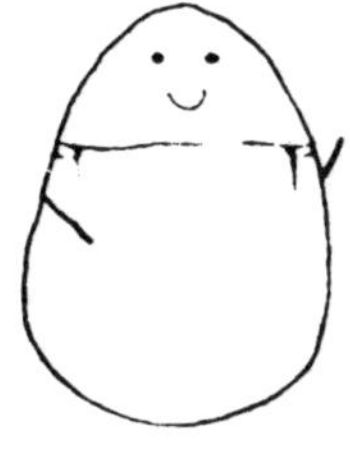

만드는 법

①닭고기는 한 입 크기로 자르고 간장, 술, 생강즙을 뿌린다.

②생 표고버섯은 반달 또는 어슷썰기로 얇게 자른다.

③알미늄 호일을 30cm 사방 크기로 4장을 자른다. 샐러드 오일을 바른다.

④알미늄 상자를 만들어 1인분 씩 닭고기, 표고버섯, 파를 중심에 담고 한가운데에 계란을 넣어 술,　소금을 뿌려 후라이팬에 익힌다. 레몬장유에 찍어 먹는다.

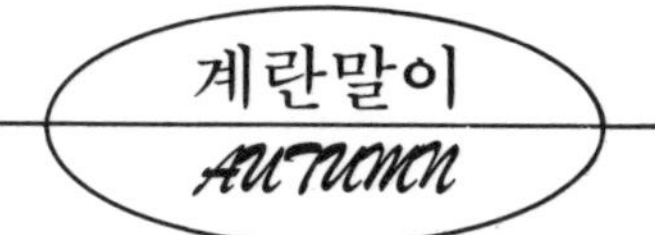

단백질 16.2g, 에너지 266Kcal

재료(4인분) 닭고기 80g , 설탕 작은 스푼 1, 간장 작은 스푼 1, 술 작은 스푼 1, 당근 작은 것 1／2개, 꼬트리째 먹는 강낭콩 4개, 계란 6개,〈다시국물 큰 스푼 3, 미림 큰 스푼 1, 소금 작은 스푼 1／2, 샐러드 오일 큰 스푼 2〉, 풋콩(껍질까서) 80g, 무 180g〈식초 큰 스푼1, 소금 작은 스푼 1／2, 간장 작은 스푼 1／2〉.

만드는 법

①당근, 강낭콩은 잘게 썰어 살짝 소금 데치기 한다.

②닭고기는 설탕, 간장, 소금, 물기가 없어질 때까지 볶아 익힌

다.

③계란은 깨서 다시국물, 미림, 소금으로 조미하고 ①②와 섞는
다.

④계란 구이판으로 굽는다.

⑤소금 데치기 하여 반으로 자른 풋콩과 식초, 소금, 간장으로
조미한 무를 섞어 장식한다.

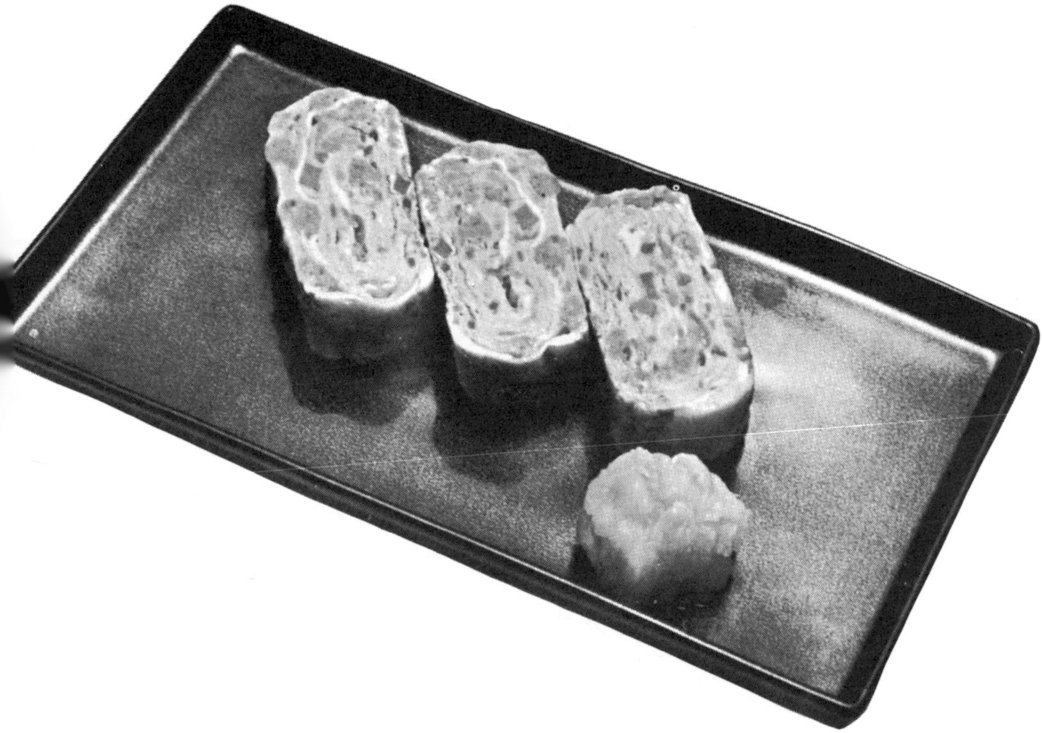

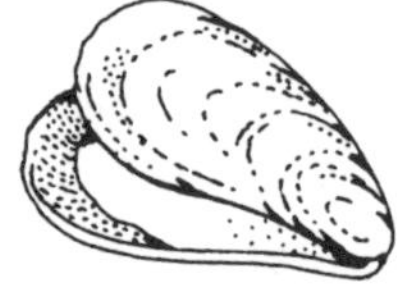

계란 찜
WINTER

단백질 6.7g, 에너지 95Kcal

재료(4인분) 계란 4개, 기름 작은 스푼 1, 간장 큰 스푼 1, 가다랭이포 국물 1 / 4컵, 파 1 / 2개, 김 1 / 2장.

만드는 법

①속이 깊은 그릇에 기름을 바르고 계란을 넣는다. 그 위에 가다랭이포 국물, 잘게 썬 파, 김을 넣고 간장을 떨어뜨린다.

② ①을 오븐 토스터로 반숙이 될 때까지 3~4분 익힌다.

포인트

지나치게 익히지 않도록 주의한다.

• 유제품 식단

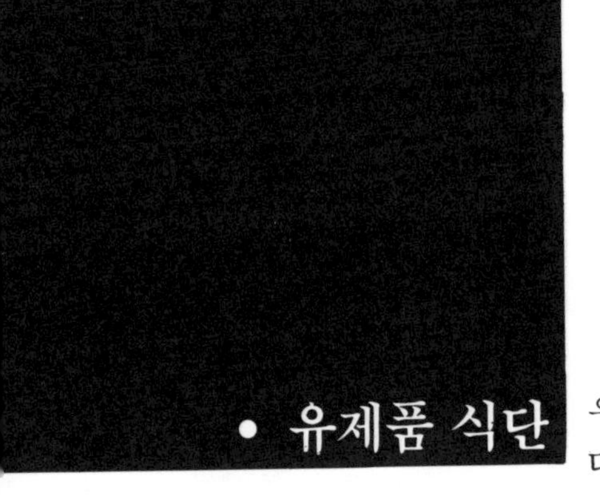

우수한 식품이므로 적극적으로 사용한다.

치킨볼 시츄

AUTUMN

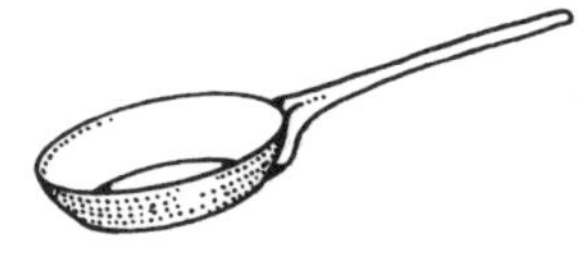

단백질 19.7g, 에너지 372Kcal

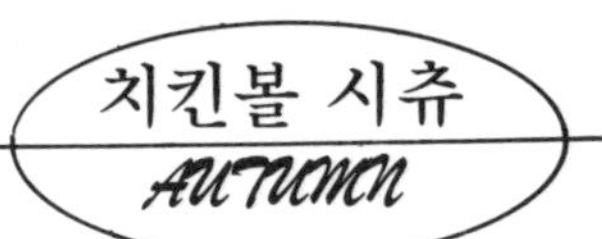

재료(4인분) 닭고기 240g, 양파 1개, 당근 큰 것 1개, 감자 중간 것 3개, 샐러드 오일 큰 스푼 3, 빵가루 큰 스푼 2 (같은 양의 우유

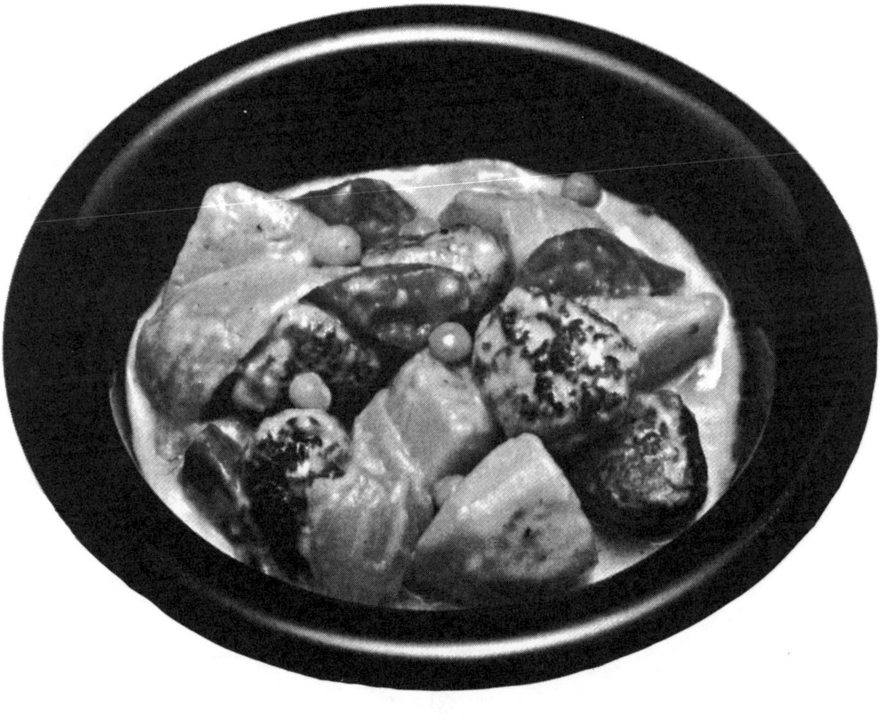

로 적신다), 계란 1 / 2개, 그린피스 큰 스푼 2, 버터 큰 스푼 2, 밀가루 큰 스푼 3, 우유 300CC, 고형 치즈 1개, 소금 작은 스푼 1½, 후추, 육두구.

만드는 법

①양파 1 / 4개는 잘게 썰고 나머지는 큼직하게 썬다.

②잘게 썬 양파는 샐러드 오일 큰 스푼 1개로 볶는다.

③닭고기에 빵가루, 볶은 양파, 계란, 소금 작은 스푼 1 / 4, 후추, 육두구를 넣어 섞어서 20개의 볼을 만든다.

④큰 스푼 2개의 샐러드 오일로 치킨볼 모양을 깨뜨리지 않도록 볶아 남은 기름으로 감자, 양파, 당근을 볶아 남비에 담고 고형 치즈와 더운물 2컵을 넣어 익힌다.

⑤다른 남비에 버터를 녹여 밀가루를 약한 불로 볶아 우유를 넣는다.

⑥④에 ⑤를 넣어 익혀서 소금 작은 스푼 1, 후추로 맛을 내어 그린피스를 뿌린다.

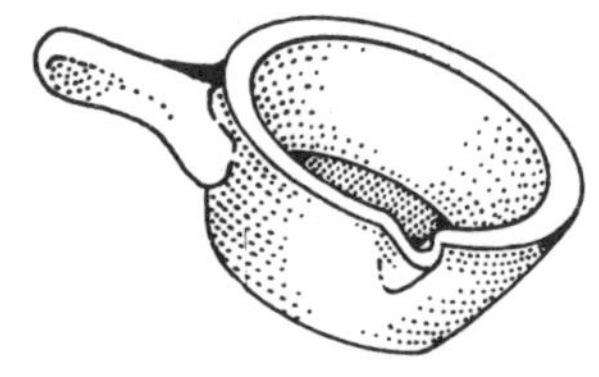

• 콩제품 식단 생선이나 고기에 지지 않는 고단백 식품

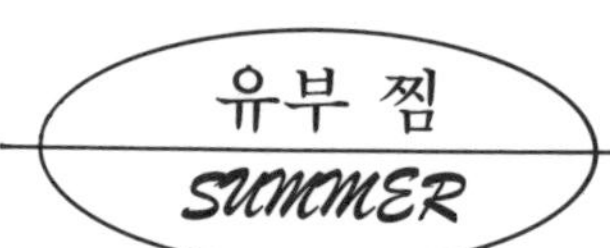

단백질 21,8g, 에너지 295Kcal

재료(4인분) 유부 4장, 두부 1 / 2모, 계란 2개, 닭고기 200g, 당근 40g, 마른 표고버섯 4장, 오가리 8g, 다시국물 3컵, 미림, 설탕 각 큰 스푼 4, 간장 큰 스푼 3.

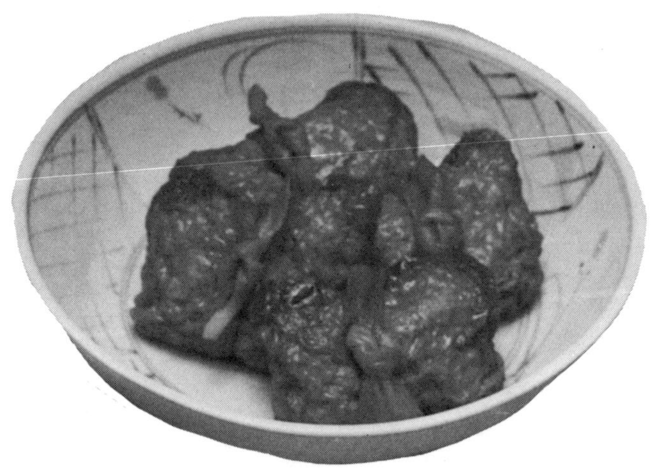

만드는 법

①유부는 반으로 잘라 기름을 뺀다

②두부는 물기를 빼 계란과 섞는다.

③닭고기를 잘게, 야채는 말린 것.

이것을 다시국물 ½컵, 미림, 설탕, 간장 각 큰 스푼 1개로 익힌다.

④②③을 섞어 ①에 넣고 나머지 조미료로 익힌다.

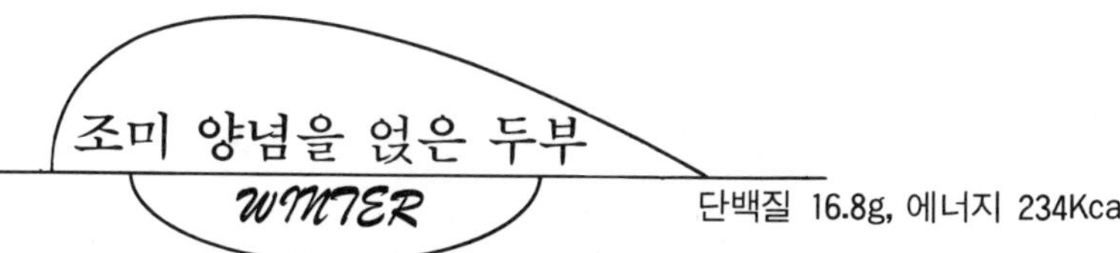

단백질 16.8g, 에너지 234Kcal

재료(4인분) 두부 2모, 닭고기 200g, 파 1개, 생강 4g, 기름 큰 스푼 1½, 술 큰 스푼 1½, 수프 3컵, 간장 큰 스푼 4½, 소금 작은 스푼 1 / 4, 녹말 큰 스푼 2.

만드는 법

①파, 생강은 잘게 썬다.

②남비에 기름을 달구어 ①을 볶고 닭고기를 넣는다.

③고기 색이 변하면 술과 수프를 넣어 익힌다.

④끓으면 간장, 소금으로 간을 하여 물에 푼 녹말을 넣는다.

⑤두부는 접시에 담아 증기로 1~2분 찐다.

⑥접시에 ⑤를 담고 ④를 얹는다(두부는 크게 자르는 것이 좋다).

포인트

두부는 따뜻할 때 먹는 것이 좋다.

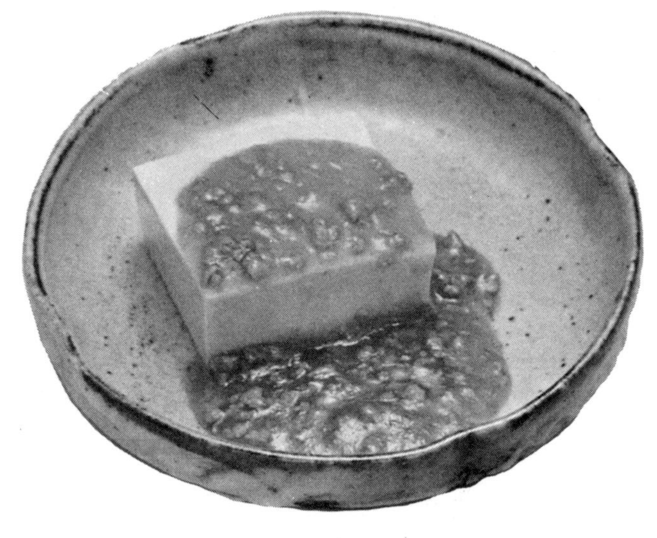

튀김 두부와 볶은 야채
SPRING

단백질 10.8g, 에너지 174Kcal

재료(4인분) 튀긴 두부(4각형) 3개, 우거지 1.5다발, 베이컨 2장, 기름 작은 스푼 1, 소금 조금, 후추 조금.

만드는 법

①튀긴 두부는 기름기를 빼고 물기를 닦아 반으로 잘라 둔다.

②우거지는 깨끗하게 씻어 수분을 제거하고 3cm 정도로 자른다.

③베이컨은 1대로 자른다.

④후라이팬이나 중화 남비에 베이컨을 넣고 볶아 기름을 낸다. 강한 불에 튀긴 두부와 우거지를 넣어 볶고 우거지가 익으면 소

금, 후추로 맛을 내 재빨리 접시에 담는다.

포인트

튀긴 두부의 기름기를 뺄 때는 미지근한 불이 아닌 열탕으로
한다.

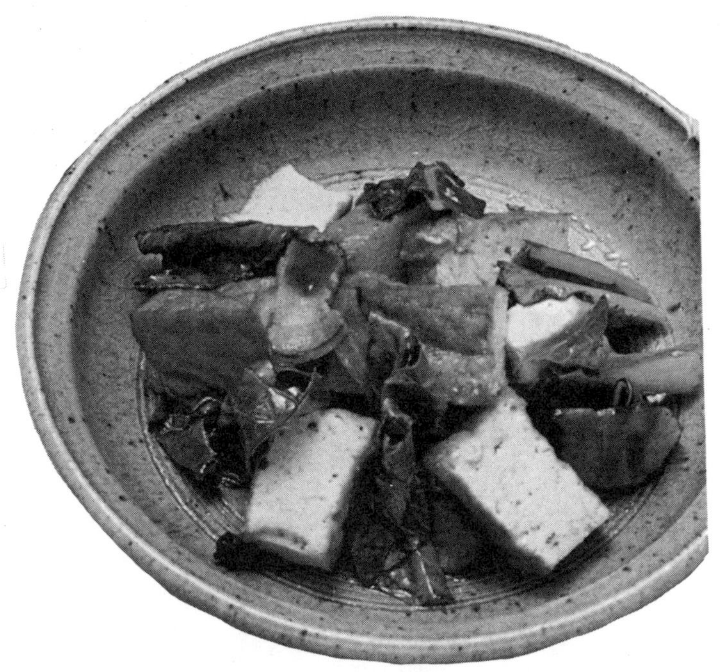

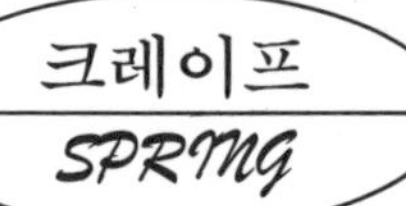

● **주식** 쌀, 면, 빵 등에 변화를

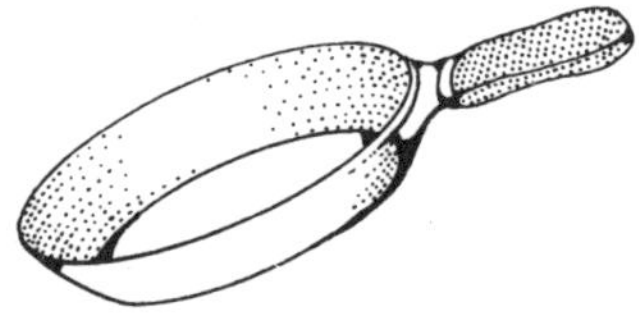

단백질 13.6g, 에너지 616Kcal

재료(4인분) 〈밀가루 240g, 계란 2개, 우유 400CC, 설탕 큰 스푼 1개, 버터 큰 스푼 1.5〉,〈사과 1개, 설탕 큰 스푼 3, 신나몬, 버터 큰 스푼 1.5〉,〈크림 치즈 160g, 설탕 큰 스푼 4〉.

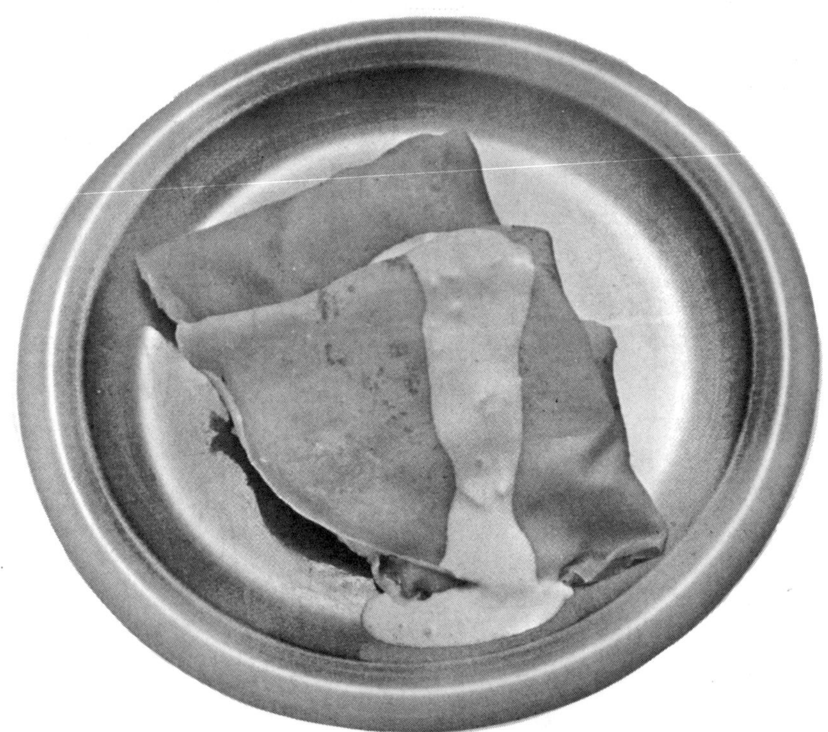

만드는 법

①밀가루와 설탕을 잘 섞는다.

②계란과 우유 1 / 2 가량을 섞어 ①에 넣어 나머지 우유를 서서히 붓는다.

③②를 녹인 버터에 섞는다.

④젖은 행주를 덮어 20~30분 정도 둔다.

⑤직경 5cm 정도의 크레이프를 6장 굽는다.

⑥사과를 3mm 정도로 잘라 소금물에 담근다.

⑦남비에 버터를 녹이고 사과 양면을 구워 설탕물 큰 스푼 1 / 2을 넣어 부드러워질 때까지 익힌다.

⑧크레이프 껍질 중앙에 ⑦을 얹고 시나몬을 뿌려 반으로 접고 또 한 번 접는다.

⑨크림 치즈는 녹여 부드럽게 만들어 설탕을 넣는다.

⑩크레이프 위에 크림 치즈를 뿌린다.

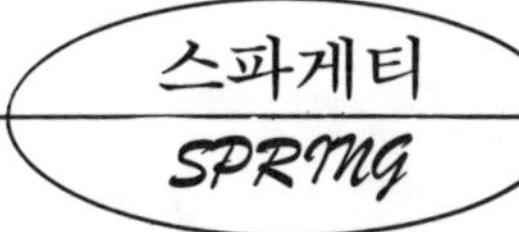

단백질 23.1g, 에너지 480Kcal

재료(4인분) 스파게티 작은 것 1봉지, 맛슈룸 16개, 다랑어 오일 통조림 1개, 버터 큰 스푼 1.5, 토마토퓨레 0.5컵, 그린피스 40g, 파셀리 4g, 소금 조금, 후추 조금.

만드는 법

①맛슈룸은 1 / 2로 자른다(큰 것은 ¼로 자른다).

②다랑어는 조금 꺼내 둔다.

③후라이팬에 버터를 녹여 맛슈룸과 그린피스를 넣어 볶는다. 그 안에 다랑어를 넣어 잠깐 볶아 토마토퓨레, 소금, 후추로 조미한다.

④스파게티는 삶아서 뜨거울 때 ③에 넣어 섞는다.

⑤ ④를 그릇에 담아 파셀리로 장식한다.

포인트

계절에 따라 여러 가지를 넣어 즐길 수 있다.

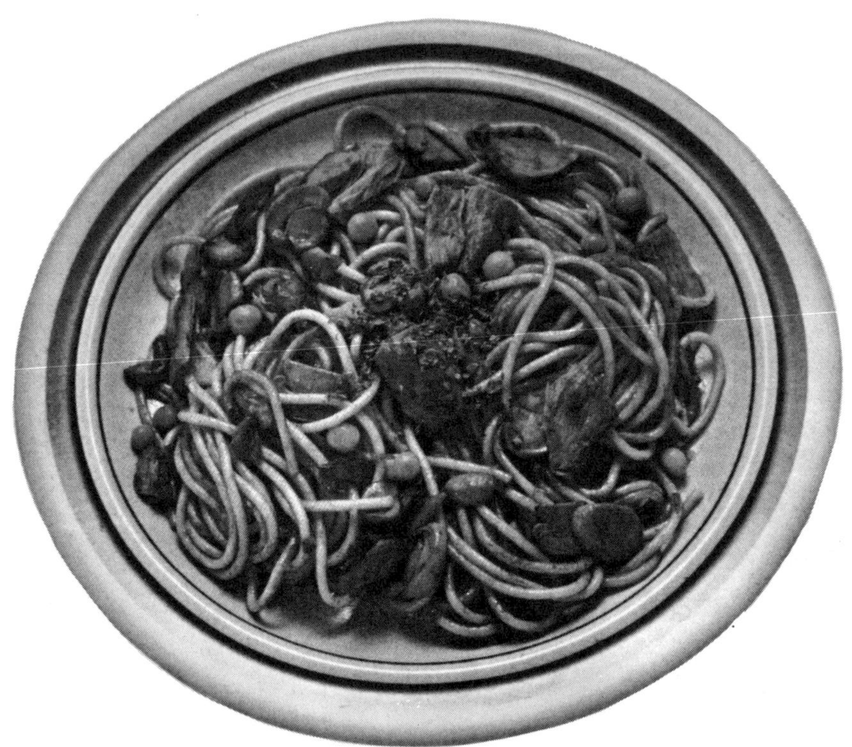

미꾸라지 덮밥
SUMMER

단백질 23.0g, 에너지 506Kcal

재료(4인분) 쌀밥 800g, 미꾸라지 320g, 우엉 240g, 계란 2개, 세닢 20g, 술 큰 스푼 4, 미림 큰 스푼 4, 다시국물 1컵, 간장 큰 스푼 2½.

만드는 법

①미꾸라지를 준비한다. 남비에 술 큰 스푼 4개를 넣고 끓인 뒤 미꾸라지를 한 마리씩 넣어 살짝 익힌다.

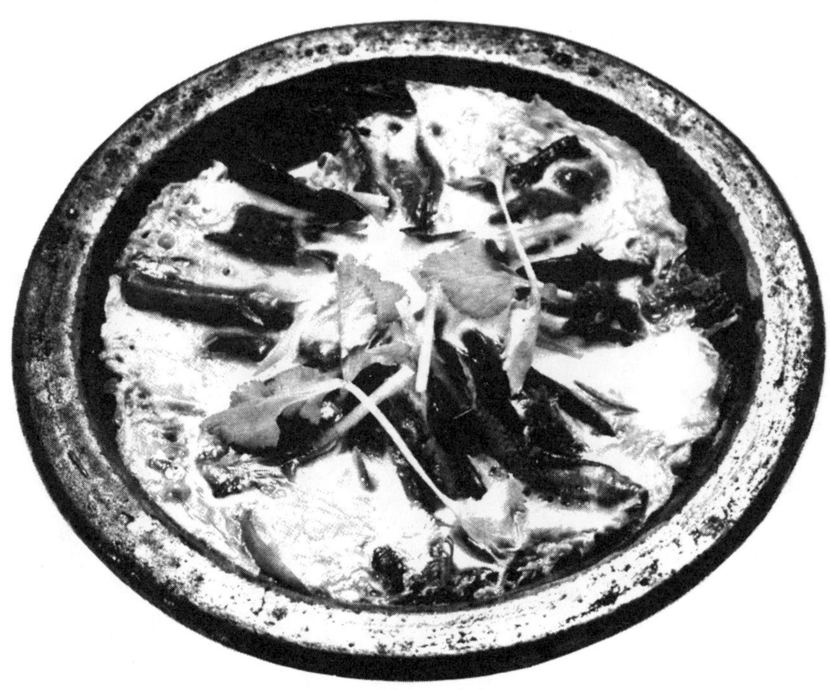

②우엉은 물에 담가 우려낸다.

③평평한 남비에 물기를 뺀 우엉을 놓고 그 위에 술로 살짝 익힌 미꾸라지를 얹는다.

④미림, 다시국물, 간장을 섞어서 ③ 위에 뿌린다.

⑤ ④를 불에 얹어 미꾸라지와 우엉이 익으면 계란을 넣는다. 계란이 반숙이 되면 불을 끄고 밥 위에 얹어 세닢을 얹어 낸다.

피자 토스트

AUTUMN

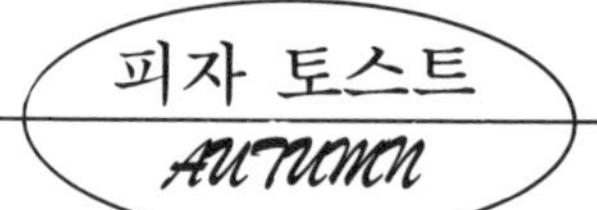

단백질 24.4g, 에너지 543Kcal

재료(4인분) 식빵 4개, 양파 1/4, 피망 1개, 다랑어통조림 3/4, 내추렬 치즈 100g, 버터 20g〈베이컨 1장, 마늘 1/2, 양파 1/2, 샐러리 5대, 토마토퓨레 큰 스푼 4, 토마토 케찹 큰 스푼 2, 스프 1컵, 샐러드 오일 작은 스푼 2, 로리에〉.

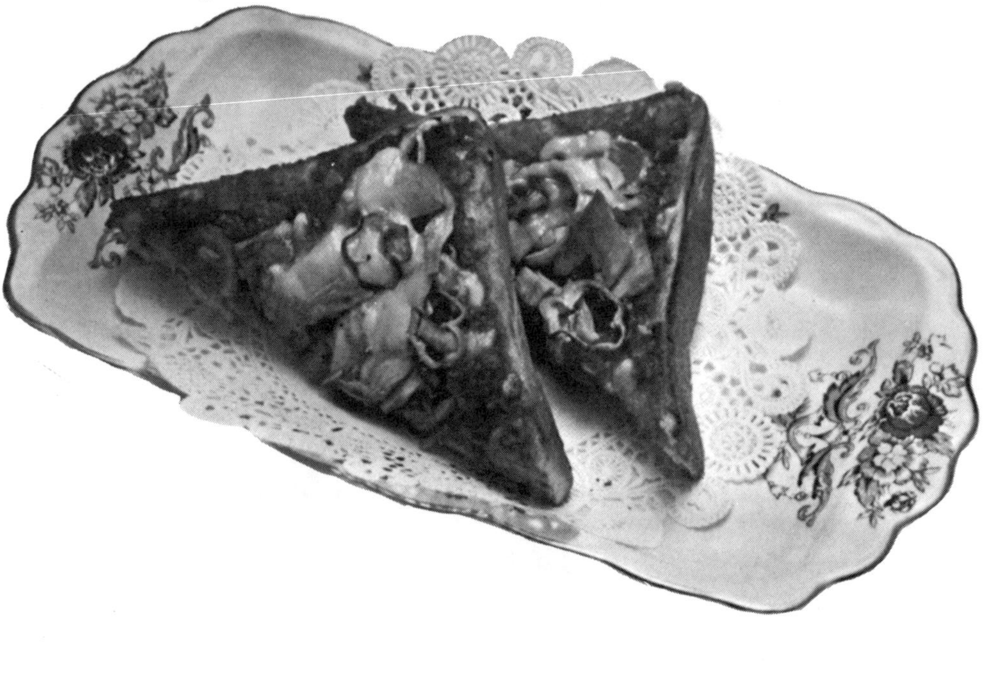

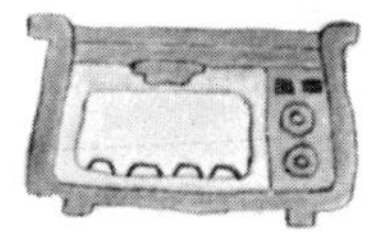

만드는 법

①토마토 소스를 만든다. 베이컨, 마늘, 양파, 셀러리를 잘게 썰어 샐러드 오일로 볶아 토마토퓨레, 토마토 케찹, 수프, 로리에를 넣어 ½의 양이 될 때까지 끓인다.

②피망은 얇게 자르고, 양파는 슬라이스로 다랑어는 기름을 뺀다.

③식빵에 버터를 바르고 토마토 소스를 바른다. 그 위에 양파, 피망, 다랑어, 치즈를 얹어 오븐토스터로 치즈가 녹을 때까지 굽는다.

포인트

토마토 소스는 시판용을 이용해도 좋다. 치즈는 녹일 수 있는 것을 사용한다.

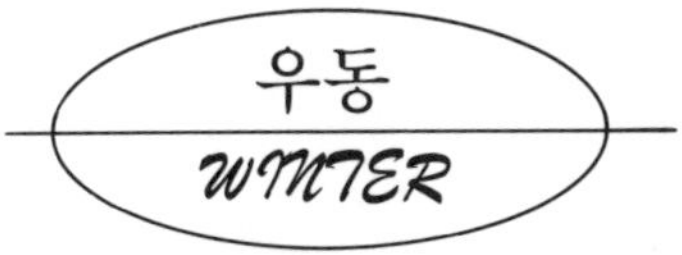

단백질 29.6g, 에너지 426Kcal

재료(4인분) 손우동 4다발, 닭고기 200g, 소용돌이 모양의 어묵 1/2개, 생 표고버섯 4장, 대합 8개, 새우 4마리, 배추 500g, 시금치 60g, 쑥갓 240g, 다시국물 5컵, 귤 1/2개, 설탕 큰 스푼 1½, 미림 큰 스푼 3, 간장 큰 스푼 5.

만드는 법

①손우동은 좀 딱딱한 듯이 데친다.

②닭고기는 한 입 크기로 자른다.

③대합은 옅은 소금물에 담가 모래를 토하게 해 둔다.

④새우는 머리와 꼬리를 남기고 껍질을 벗겨 등을 뗀다.

⑤배추와 시금치는 데치고 발로 배추와 시금치를 심으로 해서 만다. 만 것을 3cm 폭으로 자른다. 나머지 배추는 4~5cm 폭으로 만든다.

⑥소용돌이 모양 어묵은 1cm 두께로 자른다.

⑦조미료를 끓여 그 안에 닭고기, 대합, 새우, 소용돌이 모양 어묵, 생 표고버섯, 배추, 시금치를 넣어 끓인다. 끓으면 그릇에 담아 굴즙을 뿌려 먹는다.

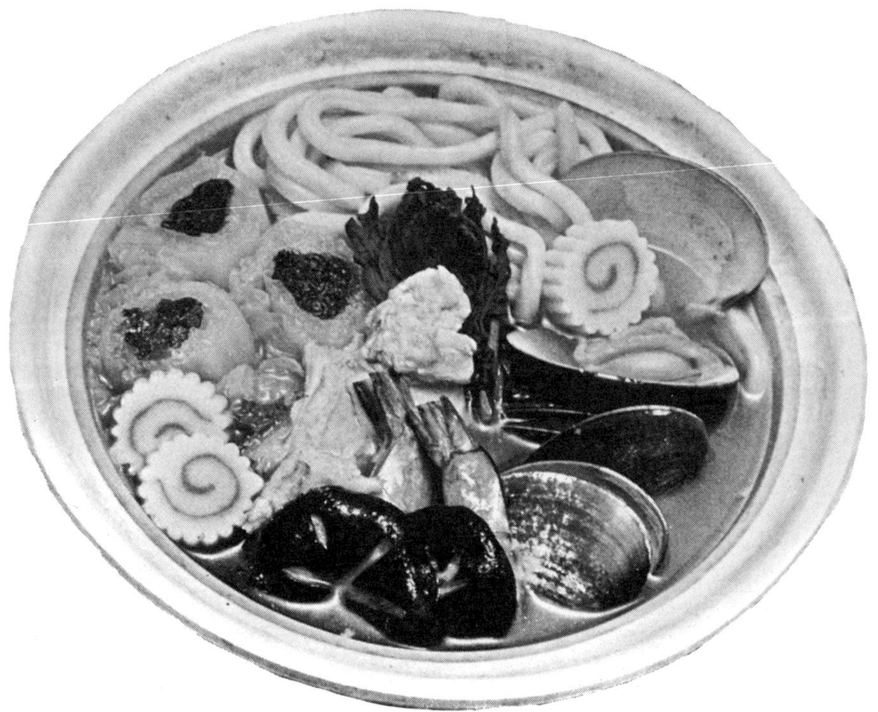

맛깔스러운 게 요리
WINTER

단백질 14.7g, 에너지 403Kcal

재료(4인분) 〈쌀 2컵, 술 큰 스푼 1, 물(술을 넣어) 2⅓컵, 식초 큰 스푼 3, 소금 작은 스푼 1, 설탕 작은 스푼 1½〉,게(껍질과 함께) 160g, 〈계란 1개, 설탕 작은 스푼 1, 소금 작은 스푼 1〉, 〈연꽃 작은 것 1, 식초 큰 스푼 3, 설탕 큰 스푼 2⅓, 소금 작은 스푼 1/5〉, 목이 버섯 20g, 김 1장, 청대 완두 50g.

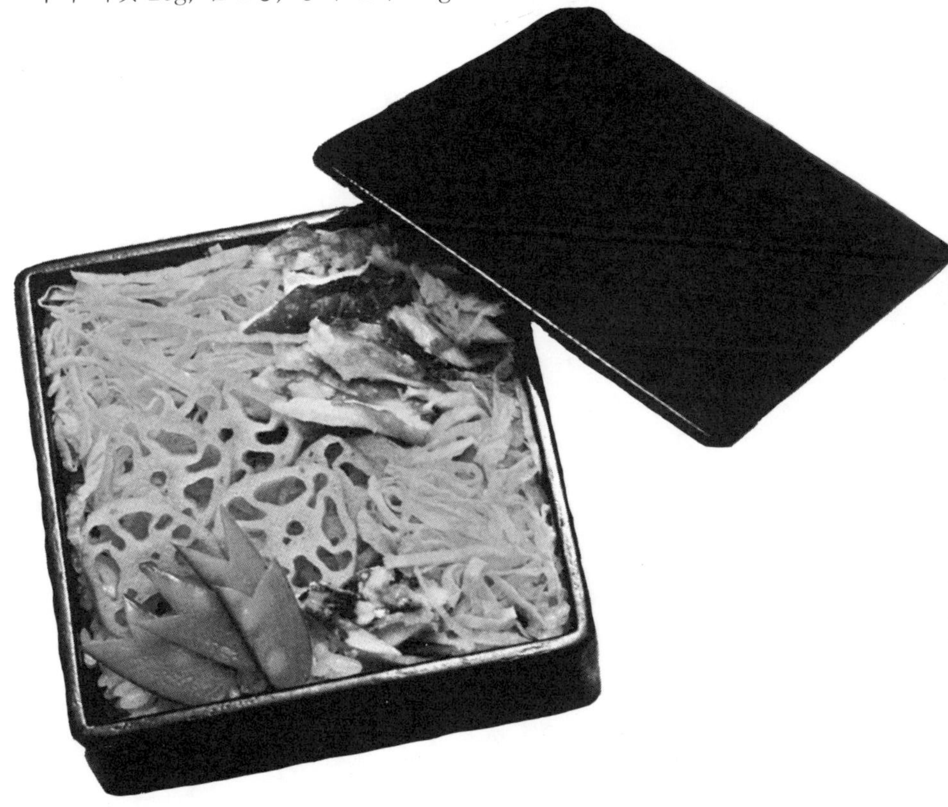

만드는 법

①쌀은 밥을 하기 1시간 전에 씻어 두고 술과 물을 넣어 밥을 짓는다.

②게는 30분 정도 삶는다. 삶은 게는 껍질 연골을 제거하고 깨끗하게 장식용으로 남긴다.

③연꽃은 5mm 두께로 잘라 곧 물에 담근다. 남비에 조미료를 넣어 한 번 끓이고 연꽃을 넣어 투명해질 때까지 익힌다.

④목이 버섯은 미지근한 물에 불려 가늘게 자른다.

⑤청대 완두는 푸름을 살려 잘 말린다.

⑥밥이 된 것에 양념 식초(식초 큰 스푼 3, 소금 작은 스푼 1, 설탕 큰 스푼 1½)을 쳐 섞는다.

⑦ ⑥에 김, 목이 버섯, 그리고 게, 연꽃, 청대 완두의 일부를 섞어 그릇에 담고 남은 게에 연꽃, 계란, 청대완두를 장식한다.

포인트

색을 살려 잘 담아 식욕을 북돋운다.

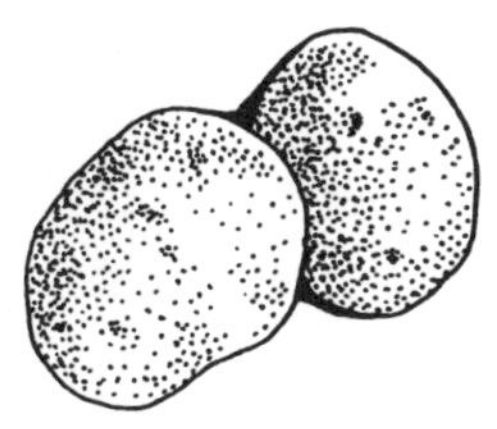

● 야채 녹황색 채소와 과일을 풍부하게

오징어 납두 무침
SPRING

단백질 12.8g, 에너지 104Kcal

재료(4인분) 오징어(몸통만) 1마리, 미나리 1다발, 납두 1포, 파 1/5개, 흰 깨 큰 스푼 1, 간장 큰 스푼 1, 미림 작은 스푼 1, 겨자 작은 스푼 1.

만드는 법

①오징어는 껍질을 벗겨 3cm 길이로 자른다.

②파는 얇고 작게 썬다.

③미나리는 데쳐 2cm 정도로 자른다.

④흰 깨는 볶는다.

⑤납두는 곱게 갈아 간장, 미림, 겨자로 맛을 낸다.

⑥ ⑤에 ①~④를 넣어 무친다.

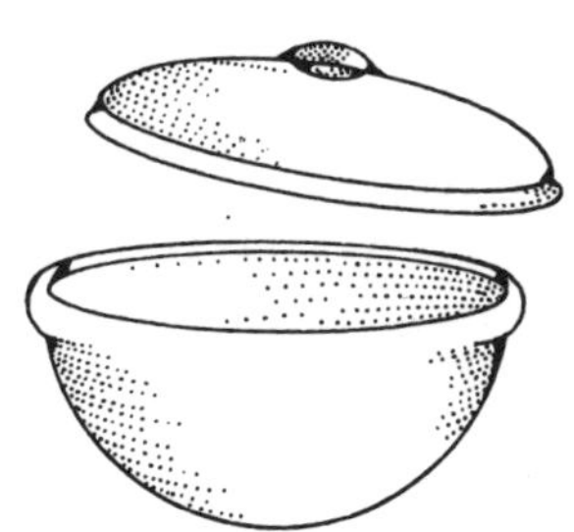

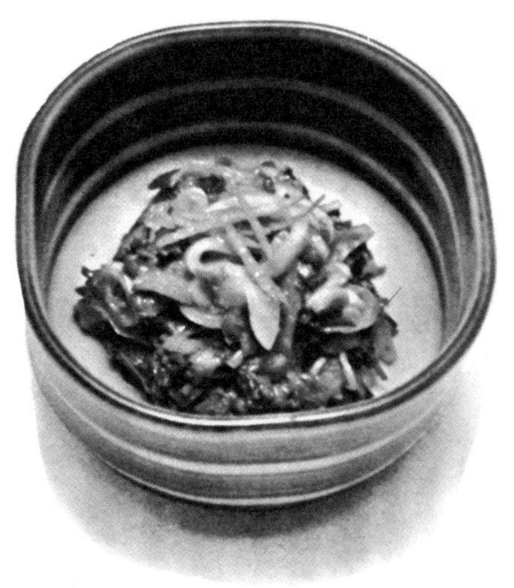

아스파라가스장 무침
SPRING

단백질 3.4g, 에너지 64Kcal

재료(4인분)아스파라가스 3다발, 계란 노란자 작은 것 2개, 간장 큰 스푼 1, 겨자 0.5g, 검은 깨 큰 스푼 1.

만드는 법

①아스파라가스는 잎의 단단한 부분을 잘라 내어 3컵의 물에 식초 큰 스푼 1, 소금 작은 스푼 1의 비율로 데쳐 재빨리 냉수에 씻어 물기를 제거한다.

②계란 노른자에 간장, 겨자를 넣어 섞어서 즙을 만든다.

③데친 아스파라가스를 그릇에 담고 만든 장을 뿌리고, 그 위에 검은 깨를 뿌린다.

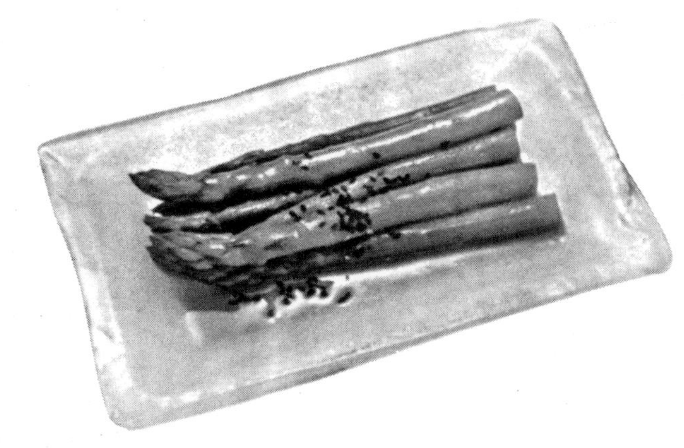

일식 샐러드
SPRING

단백질 0.8g, 에너지 40Kcal

재료(4인분) 당근 작은 것 1개, 땅두릅 1 / 3개, 미역 4g, 무 5cm, 레타스 3~4장, 설탕 큰 스푼 1, 간장 작은 스푼 1, 샐러드 오일 작은 스푼 1, 식초 큰 스푼 1, 흰 깨 큰 스푼 1 / 2.

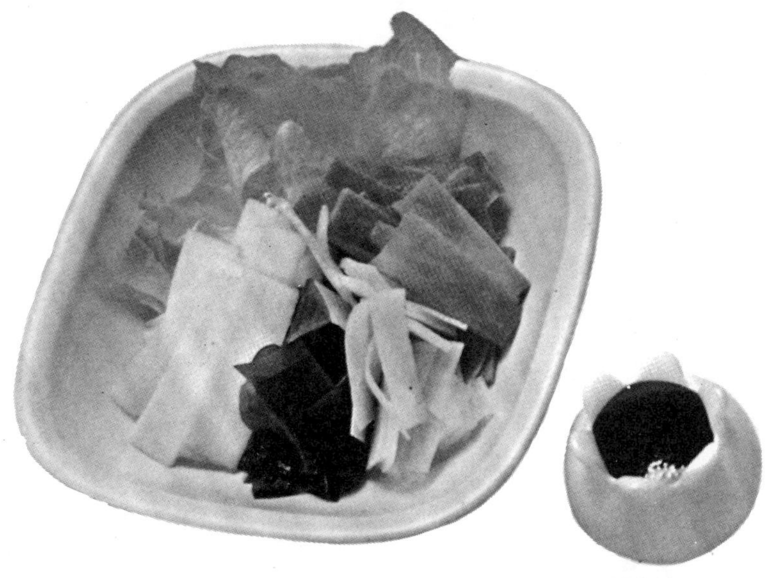

만드는 법

①땅두릅은 껍질을 벗겨 직사각형으로 잘라 식초물에 담근다.

②그 외의 야채도 직사각형으로 자른다.

③그곳에 레타스를 깔고 야채를 담근다.

④미역은 데쳐 냉수에 씻어 야채 위에 담는다.

⑤흰 깨는 볶아 조금 빻아서 조미료를 넣은 드레싱에 넣는다.

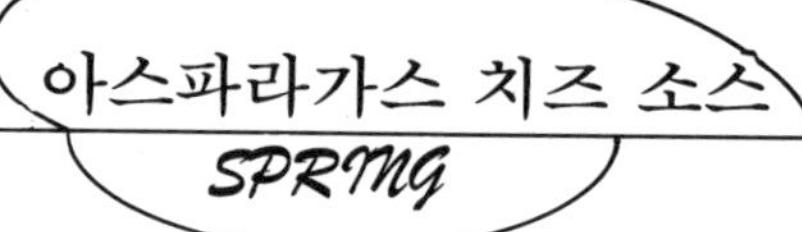

단백질 4.5g, 에너지 145Kcal

재료(4인분) 아스파라가스 2다발, 〈버터 큰 스푼 1, 밀가루 큰 스푼 1, 치즈 큰 스푼 1, 우유 100cc, 계란 노른자 작은 것 1개, 소금 작은 스푼 1 / 2, 후추〉, 버터 큰 스푼 1, 치즈.

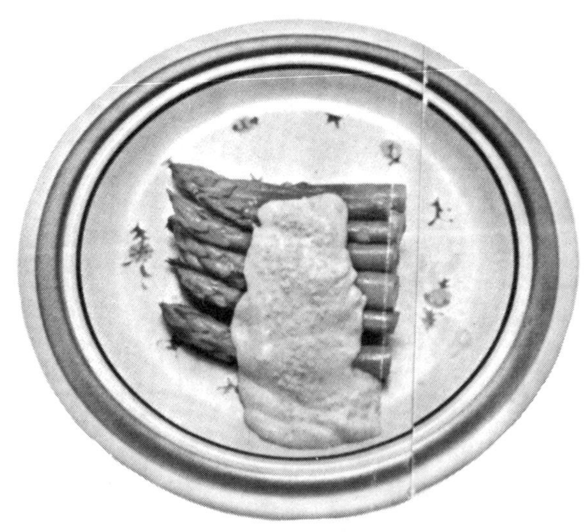

만드는 법

①단단한 부분을 자른 아스파라가스를 식초, 소금을 넣어 데치고

②화이트 소스에 계란 노른자, 소금, 후추, 치즈를 넣어 치즈 소스를 만든다.

③버터도 아스파라가스를 볶아 그릇에 담는다. ②와 치즈를 뿌린다.

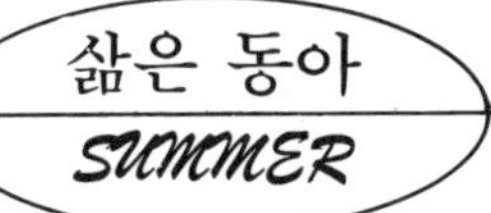

단백질 0.4g, 에너지 27Kcal

재료(4인분) 동아 100g, 다시국물 1컵, 미림 큰 스푼 1, 소금 작은 스푼 1 / 5, 간장 작은 스푼 1, 녹말 작은 스푼 1, 생강 조금.

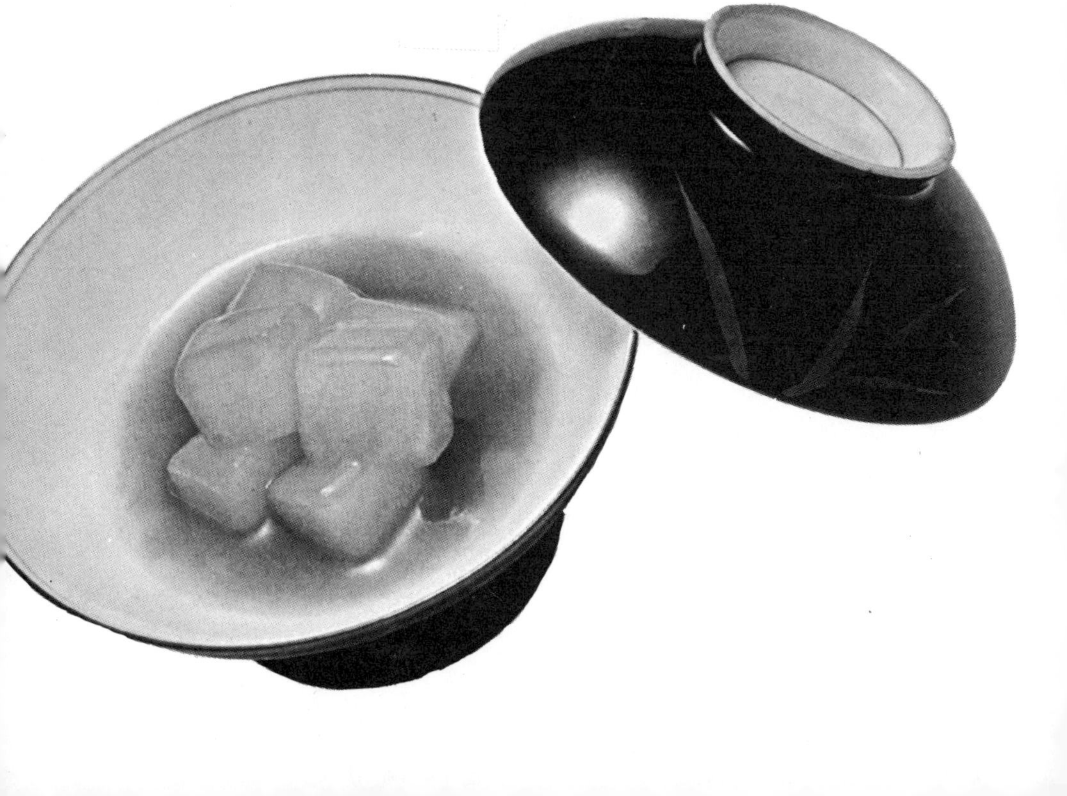

만드는 법

①동아는 껍질을 벗겨 2cm로 잘라 종기 그릇에 담아 중간불에서 15분 정도 찐다.

②다시국물, 미림, 소금, 간장을 섞은 데에 동아를 넣어 익힌다. 마지막으로 물로 푼 녹말을 넣고 불을 끄고 생강즙을 떨어뜨린다.

포인트

동아는 뎗은 맛이 없는 야채이므로 다시국물을 뿌려 삶는다. 차게 해서 내도 맛있다.

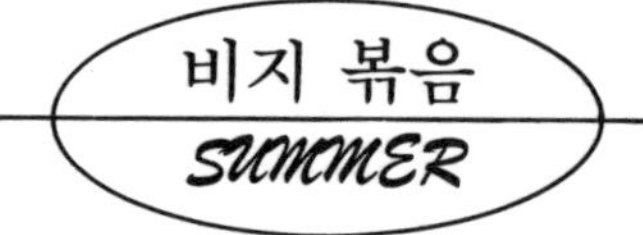

단백질 6.9g, 에너지 174Kcal

재료(4인분) 비지 320g, 모시조개살 120g, 마른 표고버섯 4장, 당근 40g, 파 40g, 강낭콩 조금, 생강 큰 스푼 1, 기름 큰 스푼 2, 다시국물 1컵, 설탕 큰 스푼 2, 간장 큰 스푼 2, 술 큰 스푼 1.

만드는 법

①뜨거운 물로 한 번 익힌 비지를 물기를 빼 짠다.

②모시조개살은 물로 씻는다.

③마른 표고버섯은 불려 자른다.

④파, 당근도 같은 모양으로 자른다.

⑤기름 큰 스푼 2개로 생강을 볶아 ②를 넣어 살짝 볶는다. 이어서 비지를 볶고 나중에 야채로 넣는다.

⑥다시국물, 설탕, 간장, 술을 섞어 이것을 ④에 넣어 국물이 없어

질 때까지 볶는다.

⑦강낭콩을 삶아 잘게 잘라 위에 뿌린다.

포인트
천천히 잘 볶는 것이 좋다.

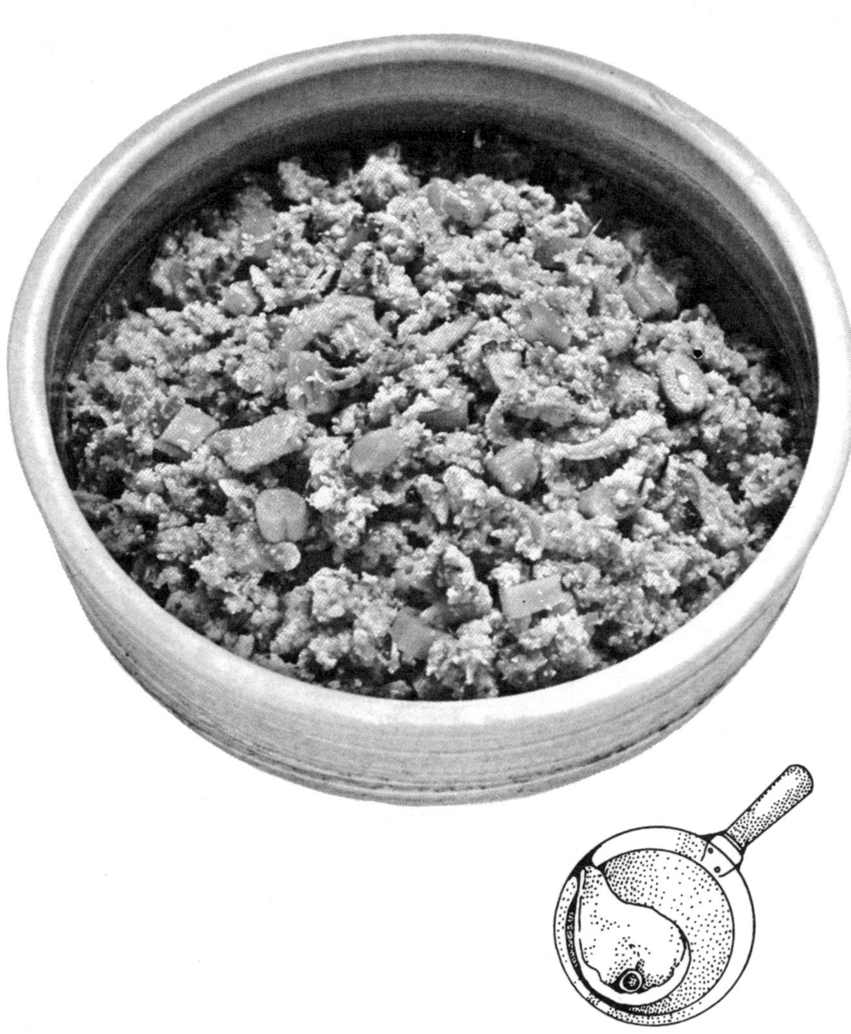

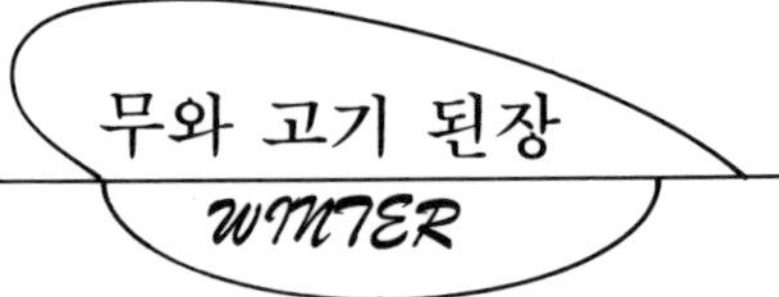

단백질 13.8g, 에너지 195Kcal

재료(4인분) 무 중간 크기 1 / 2개, 구은 꼬치 오뎅 2개, 다시마 10cm, 닭살 80g, 생강 4g, 된장 80g, 설탕 큰 스푼 1 / 3, 미림 큰 스푼2, 술 큰 스푼 1.

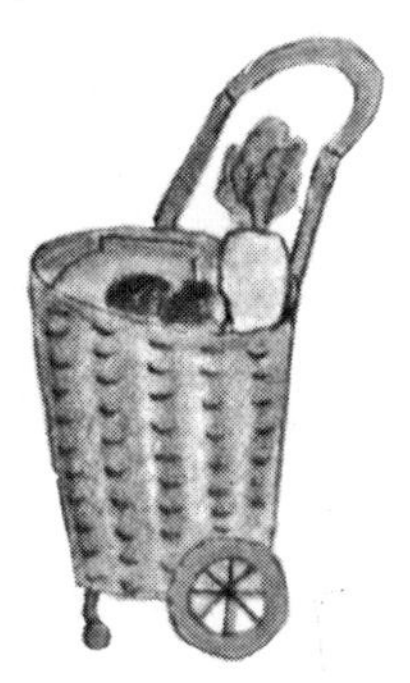

만드는 법

①무는 4cm 정도로 둥글게 잘라 쌀 씻은 물로 데친다.

②구은 꼬치 오뎅은 어슷하게 반으로 자른다.

③남비에 다시마와 ①의 무를 넣어 잠기도록 물을 붓고 불을 켠다. 익으면 불을 줄이고 20~30분 삶는다. 또 구은 꼬치 오뎅을 넣어 5분 끓인다.

④남비에 닭고기, 다진 생강, 조미료를 넣어 불을 켜 섞는다.

⑤따뜻하게 한 그릇에 무, 구은 꼬치 오뎅을 담고 ④의 고기를 얹어 먹는다.

포인트

구은 꼬치 오뎅은 지나치게 익히지 않는다.

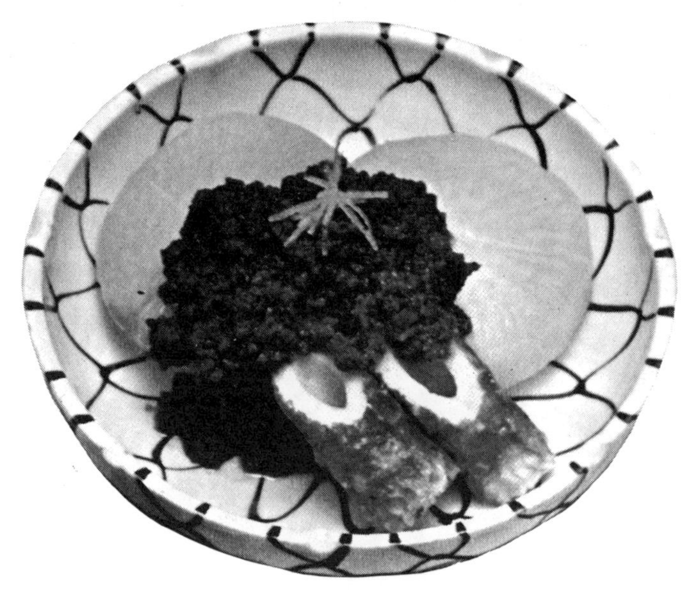

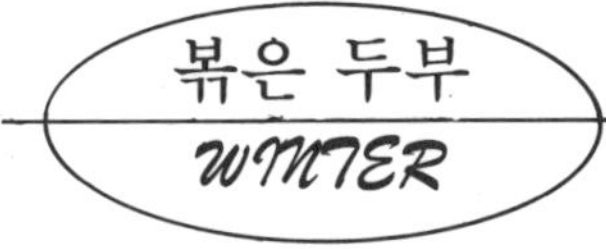

볶은 두부
WINTER

단백질 8.2g, 에너지 111Kcal

재료(4인분) 두부 1모, 계란 작은 것 2개, 당근 작은 것 1 / 2개, 생 표고버섯 4장, 꼬투리째 먹는 강낭콩 40g, 설탕 큰 스푼 1⅓, 다시국물 큰 스푼 2, 생강 큰 스푼 1.

만드는 법

①두부는 열탕에 담갔다가 물기를 행주로 제거하여 잘 으깬다.

②당근과 생 표고버섯은 그대로 자른다.

③꼬투리째 먹는 강낭콩은 푸른 빛을 살려서 데쳐 어슷하게 가늘

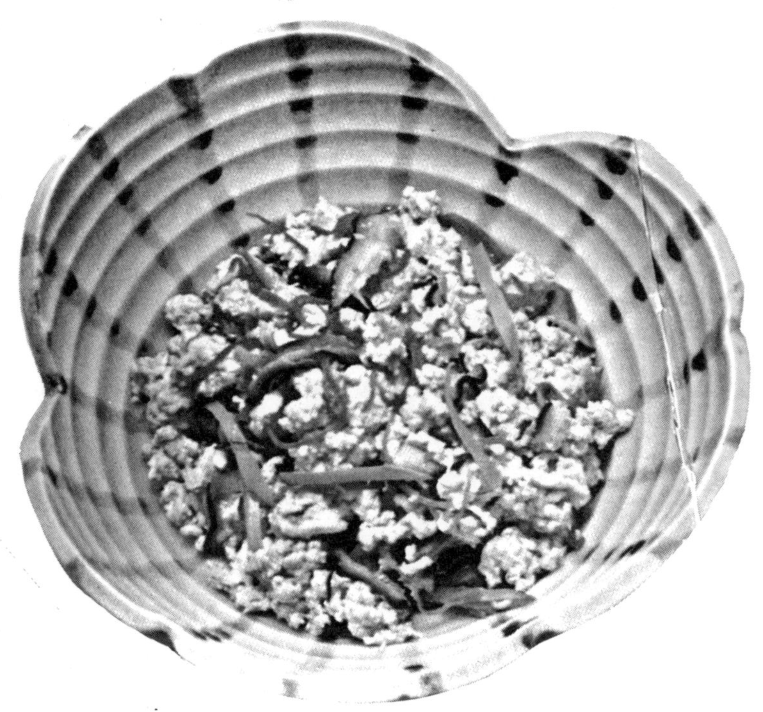

게 썬다.

④작은 남비에 다시국물, 조미료, 당근, 생표고버섯을 섞어 끓인다.

⑤ ④에 ①의 두부와 풀어 놓은 계란을 넣어 잘 저어 알맞게 볶는다. 마지막에 강낭콩을 넣는다.

● 행사식(行事食)

생활에 경계를 두어 식사도 그에 따라 진행시킨다.

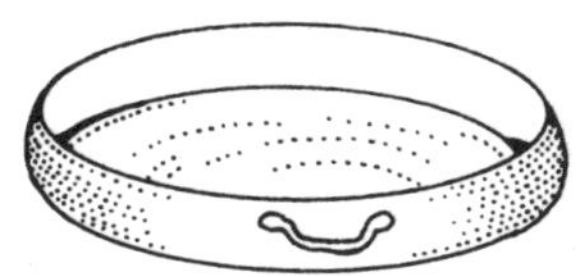

돼지고기 구이와
시금치 김말이

단백질 17.0g, 에너지 187Kcal

재료(4인분) 돼지고기 붉은살 4토막(280g), 양파 작은 것 1 / 2개, 미림 큰 스푼 2, 기름 큰 스푼 1, 참깨 큰 스푼 1, 설탕 큰 스푼 1, 시금치 200g, 김 2장.

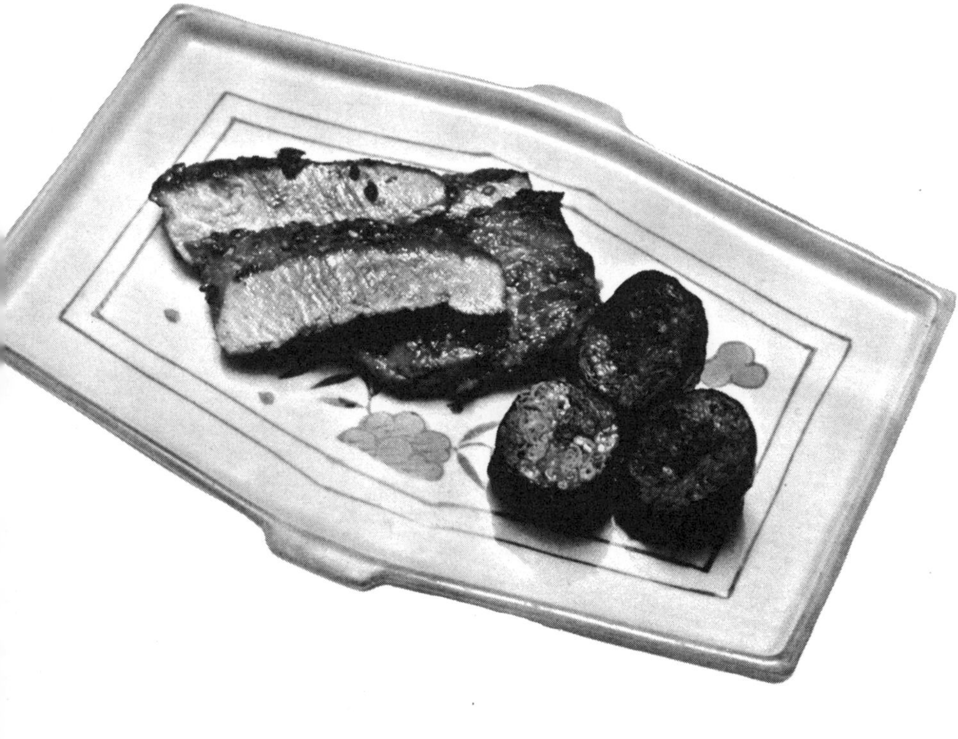

만드는 법

①돼지고기는 부드럽게 망치로 두드린다. 참깨는 잘 빻는다. 양파는 다진다.

②설탕, 미림, 간장, 참깨, 양파 안에 돼지고기를 20분 담근다.

③남비나 후라이팬으로 돼지고기 양면을 다 굽는다.

④구웠으면 다시 한 번 양념을 발라 또 굽고 다시 바르고 하기를 2~3회 실시하고 마지막으로 강한 불로 색을 낸다.

⑤돼지고기는 먹기 좋게 비스듬히 5토막으로 자른다.

⑥시금치는 삶아 잘 짜서 김에 말아 4토막으로 썬다.

포인트

여기에 계란, 콩, 쑥갓을 가하여 1인분 씩 큰 접시에 내놓으면 과식이 되지 않고 좋다. 샐러드 등을 첨가해도 좋다.

5월 덮밥

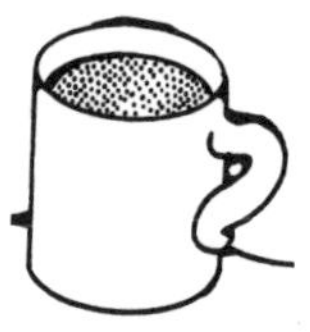

단백질 27.5g, 에너지 493Kcal

재료(4인분) 쌀밥 800g, 계란 중간 것 3개, 소금 연어 3토막, 잠두콩 200g, 설탕 큰 스푼 1, 술 큰 스푼 1, 소금 조금, 식초 조금, 무 잎 60g.

만드는 법

①계란은 설탕, 소금, 식초를 넣어 볶는다.

②소금 연어는 구워 으깨 술, 식초를 조금 뿌린다.

③잠두콩은 소금을 넣어 데쳐 껍질을 벗긴다.

④무잎 줄기는 소금으로 데쳐 잘게 썰어 밥에 살짝 얹는다.

⑤밥을 그릇에 담아 ①②③을 위에 얹는다.

포인트

이 외에 계절 재료를 여러 가지 이용할 수 있는데 그 때는 밸런스에 주의한다. 삶은 두부, 계란과 치즈, 과일을 넣어도 좋다.

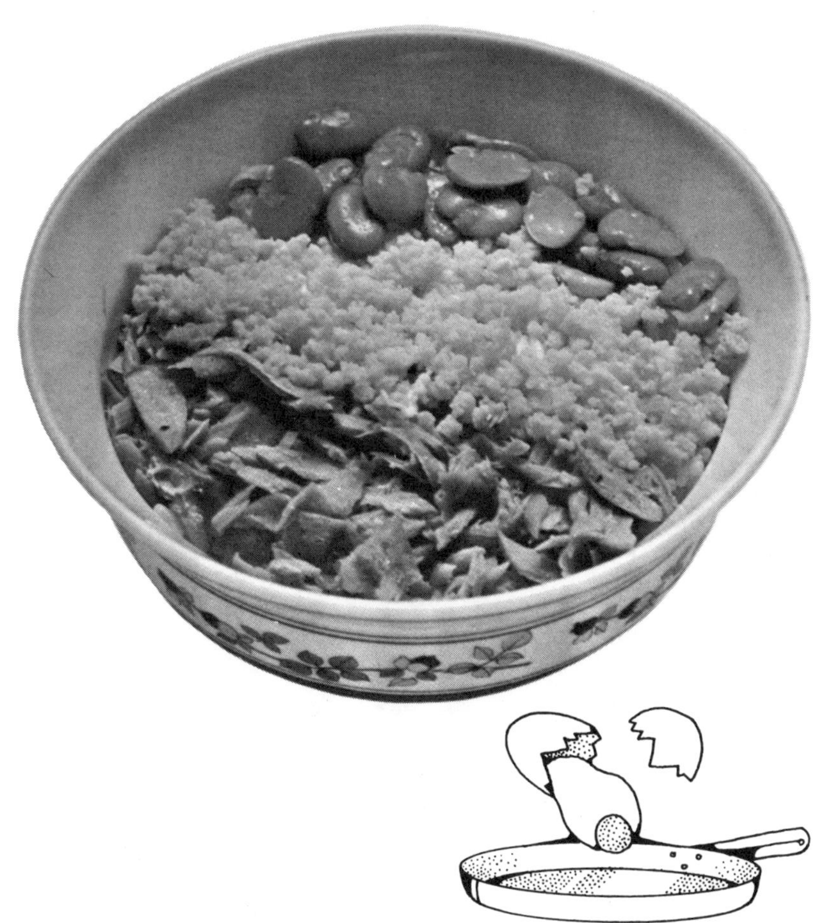

5색 면

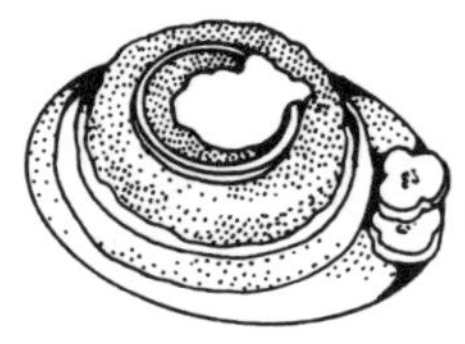

단백질 28.9g, 에너지 528Kcal

재료(4인분) 면 400g, 〈새우 15g, 술 큰 스푼 1, 소금 조금〉, 〈마른 표고버섯 4장, 표고버섯 불린 국물 2컵, 설탕 작은 스푼 2, 미림 작은 스푼 2, 간장 작은 스푼 2〉, 〈닭고기 200g, 소금 작은 스푼 1/3, 술 큰 스푼 2〉, 〈계란 2개, 설탕 작은 스푼 2, 소금 조금, 기름 작은 스푼 1〉, 〈꼬투리째 먹는 강낭콩 80g, 밑국물〉, 〈간장 1컵, 미림 1컵, 가다랭이포 국물 2컵〉.

만드는 법

①새우는 등과 머리를 제거하여 물, 술, 소금과 함께 불에 얹는다. 빨간색이 되면 불을 끄고, 국물 속에서 식힌 후 껍질을 제거한다.

②마른 표고버섯은 불려서 손질하여 불린 물과 설탕, 미림, 간장을 넣어 불에 얹어 약한 불로 즙이 없어질 때까지 졸여 자른다.

③닭고기는 소금, 술을 부어 쪄서 식으면 껍질을 벗겨 썬다.

④꼬투리채 먹는 강낭콩은 어슷썰기하여 푸른 빛을 살려 미림을 조금 뿌린다.

⑤면은 물을 듬뿍 넣어 잘 데쳐 그릇에 담고 밑국물을 담는다. 밑국물은 배로 잡는다.

포인트

이 외에 호박, 된장, 샐러드, 과일을 첨가할 수도 있다.

큰 접시 담기

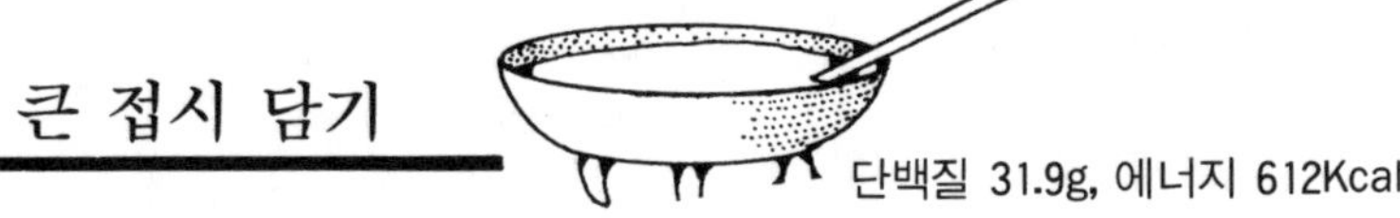

단백질 31.9g, 에너지 612Kcal

재료(4인분) 쌀밥 800g, 김 2장, 토란 400g, 생 표고버섯 40g, 닭가슴살 4개, 조개살 4개, 술 큰 스푼 1, 소금 조금, 계란 노른자 1개, 섬게알젓 40g, 미림 큰 스푼 1, 강낭콩(꼬투리째 먹는) 400g, 밤(껍질채) 200g, 당근 조금.

만드는 법

①밥은 발에 감아 반은 그대로 두고 나머지는 김을 만다.

②토란을 씻어 소금을 넣어 삶아 위아래를 자른다.

③생 표고버섯은 손질하여 한 입 크기로 잘라 소금을 뿌려 굽는다.

④닭가슴살은 소금, 술을 뿌려 석쇠에 굽는다. 조개살도 옆에

담아 굽는다.

⑤섬게알젓은 소금으로 데치고 밤은 덮은 껍질을 벗겨 석쇠에 굽는다.

⑥당근은 모양 내어 자른다.

⑦큰 접시에 7가지 이상 조화있게 담는다.

포인트

야채가 적으므로 곁들이는 것으로는 그 달에 많이 나오는 것을 첨가한다.

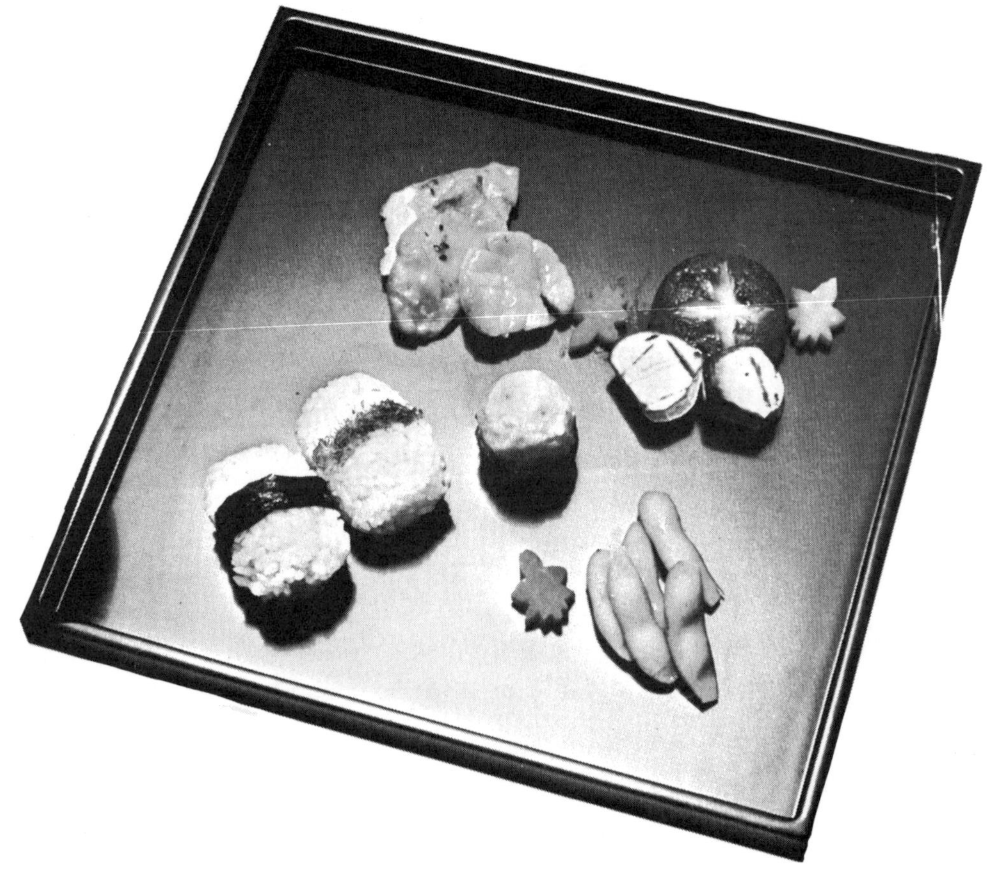

약밥

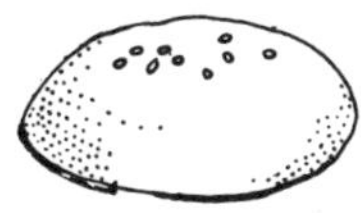

단백질 10.5g, 에너지 444Kcal

재료(4인분) 찹쌀 3컵, 팥 1 / 4, 밤 1컵, 소금 작은 스푼 1 / 2, 치자나무 열매 1개, 검은 깨 작은 스푼 1.

만드는 법

①찹쌀은 씻어 물에 1시간 동안 담근 후 물기를 뺀다. 밤 껍질은 벗겨 낸다.

②남비에 밤이 잠길 정도의 물을 넣고 소금만으로 나눈 치자나무 열매를 거즈로 싸 넣고 삶는다.

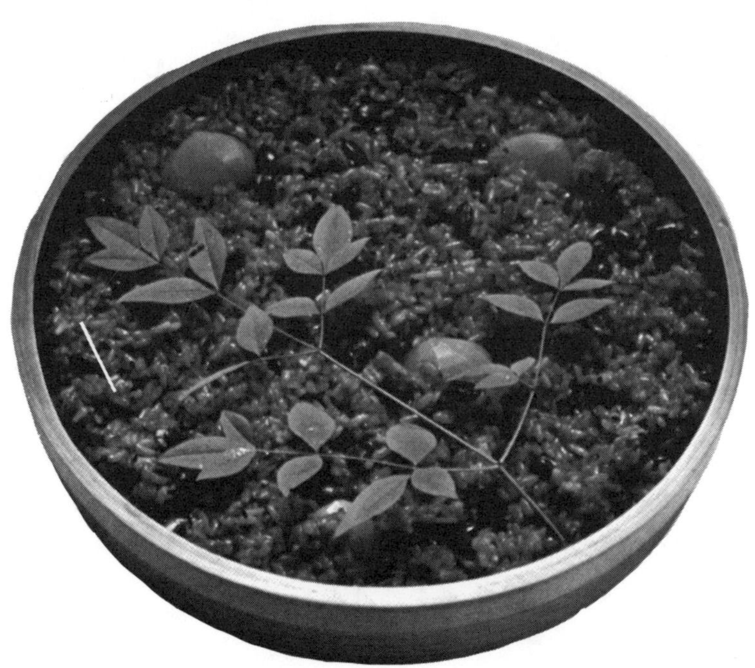

③팥은 씻어 물에 뜨는 것을 제거하여 잠길 정도의 물을 부어 삶아 1분 정도 지나면 물을 버리고, 새물을 3컵 넣어 15분 삶고, 15분 쪄서 즙을 짠다. 삶은 물은 버리지 않는다.

④팥 삶은 물과 새물 3컵을 넣어 13분 삶고 15분 찜한다.

⑤물기를 제거하고 깨소금을 부린다.

포인트

색을 잘 살린다.

철판 구이

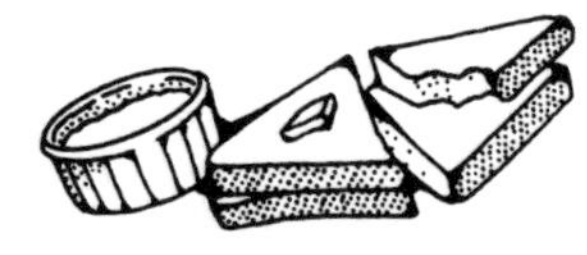

단백질 27.3g, 에너지 422Kcal

재료(4인분) 돼지고기 등심살 300g, 화이트 소세지 8개, 새우(껍질채) 4마리, 생 표고버섯 4장, 감자 중간 것 4개, 옥수수 1개, 양파 1개, 피망 4개, 기름 큰 스푼 3, 토마토 케찹 1/2컵, 레몬즙 큰 스푼 1, 소스 큰 스푼 1.

만드는 법

①돼지고기 등심살은 평평하게 자른다.

소세지는 어슷썰기로 칼집을 넣는다.

②새우는 등과 머리를 제거한다.

③생 표고버섯은 손질하여 큰 것은 반으로 자른다.

④감자는 껍질을 벗겨 둥글게 썬다.

⑤피망은 반으로 잘라 씨를 제거한다.

⑥옥수수는 1개를 4등분한다.

⑦양파는 껍질을 벗겨, 횡으로 1cm의 고리썰기한다.

⑧철판을 따뜻하게 하여 기름을 붓고 재료를 늘어 놓고 칵테일 소스를 발라 먹는다.

⑨칵테일 소스는 케찹, 레몬즙, 소스를 잘 섞어둔다.

포인트

재료는 지방이 없는 식품을 모아 이용한다. 여기에 미모사풍 그린샐러드를 곁들인다.

철판 구이는 전원이 구우면서 옹기종기 모여 먹을 수 있으므로 가족들의 단란한 한 때를 보낼 수 있다.

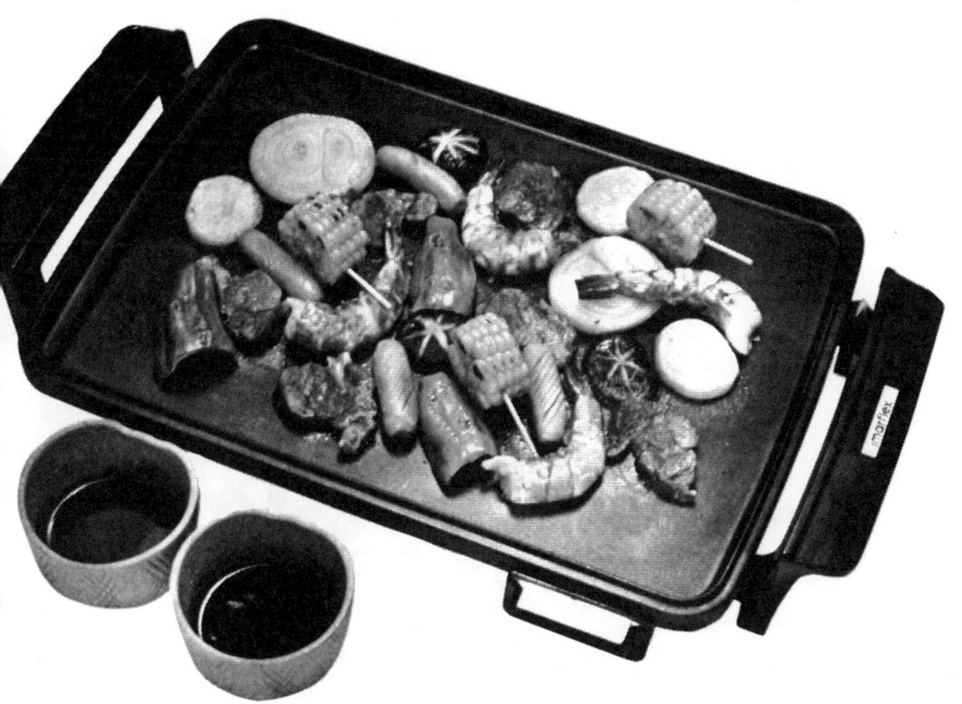

● 도시락

일하면서 접하게 되는 음식의 영양소가 문제가 되는 것이 점심 식사이다. 외식으로는 아무래도 밸런스를 유지하기 어렵다.

밀크 도시락

단백질 7.8g, 에너지 216Kcal

재료(1인분) 닭고기 20g, 기름 큰 스푼 1 / 4, 감자 70g, 당근 50g, 피망 20g, 우유 75cc, 버터 4g, 소금 조금, 깨 조금.

만드는 법

①닭고기는 기름으로 볶는다.

②야채를 사각으로 썰어 감자, 당근을 삶고 다 삶기 전에 피망을 넣어 살짝 삶는다.

③삶은 물은 버리고 볶은 고기, 우유, 버터, 소금, 깨를 넣어 끓인다.

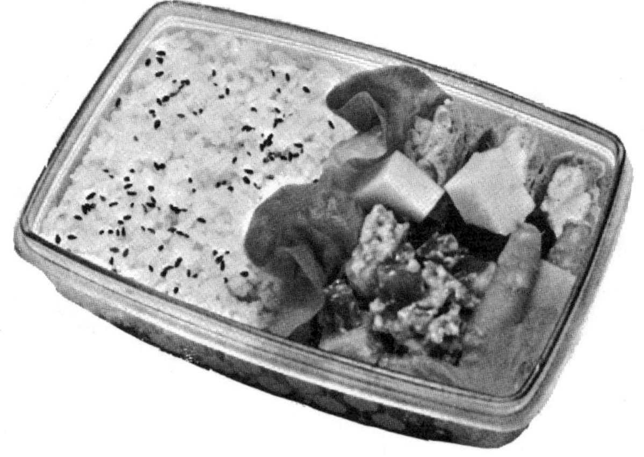

통조림 연어를 넣은
계란 구이

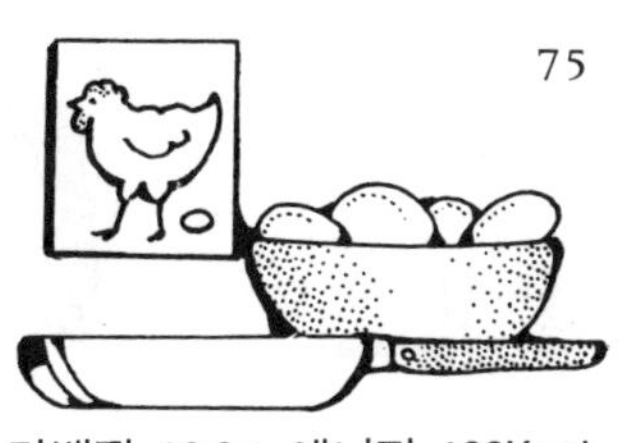

단백질 12.9g, 에너지 166Kcal

재료(1인분) 연어(통조림) 30g, 계란 1개, 기름 4g

만드는 법

계란을 풀어 연어를 넣고 굽는다.

생선묵의 푸른차조기 말이

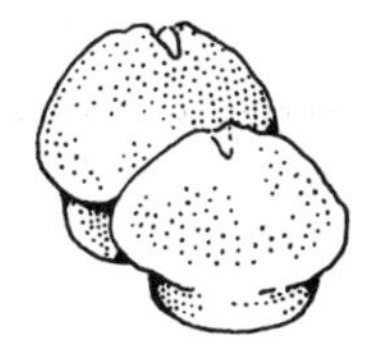

단백질 6.0g, 에너지49Kcal

재료(1인분) 생선묵 50g, 푸른 차조기 조금.

만드는 법

생선묵을 잘라 푸른 차조기를 붙인다.

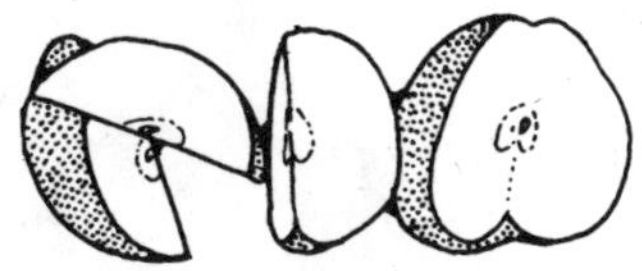

샐러드

아스파라가스(통조림으로 되어 있는 것이라도 좋다) 30g과 샐러드 2장을 도시락 색을 생각하여 깐다.

사과 1 / 2개

롤 찜

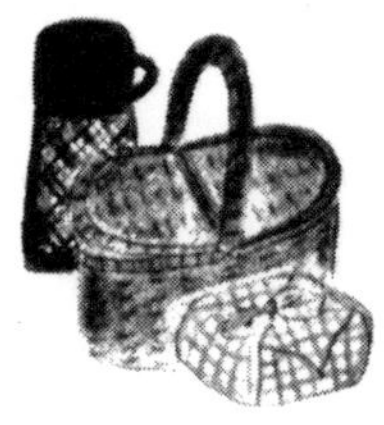

단백질 21.6g, 에너지 189Kcal

재료(1인분) 소고기 90g, 술 작은 스푼 1, 생강 10g, 생 표고버섯 10g, 파 10g, 당근 10g, 밀가루, 샐러드 오일, 미림, 조금, 간장 조금.

만드는 법

①소고기는 기름, 생강즙을 뿌린다.

②생 표고버섯, 파, 당근은 3cm 정도로 가늘고 길게 썬다.

③ ②를 소고기로 말아 이쑤시개로 고정시켜 밀가루를 묻힌다.

④후라이팬에 샐러드 오일을 뜨겁게 데워 ②을 굴리면서 굽는다. 구워지면 미림, 간장을 뿌린다.

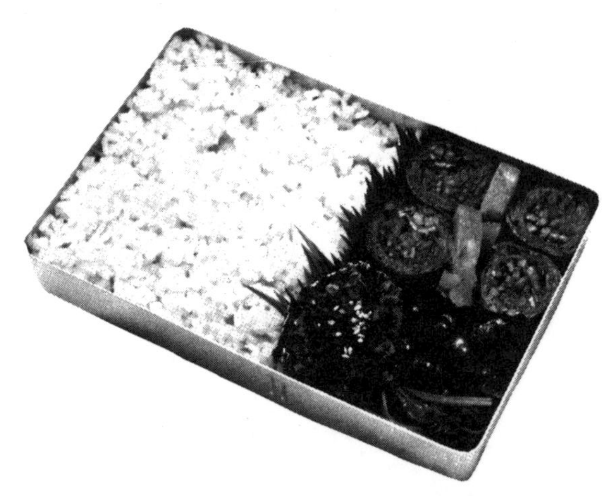

야채 우엉 볶음

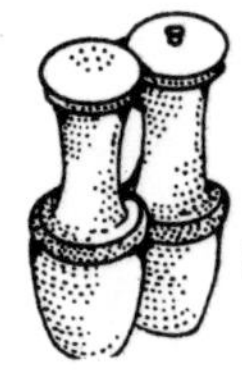

단백질 1.3g, 에너지 79Kcal

재료(1인분) 당근 10g, 우엉 10g, 죽순(통조림) 10g, 곤약 10g, 피망 10g, 샐러드 오일, 설탕 조금, 간장 조금.

만드는 법

① 당근, 우엉, 죽순, 곤약, 피망은 손질하여 썬다.

② ①을 샐러드 오일로 볶아 설탕, 간장으로 맛을 낸다.

시금치

시금치는 살짝 데쳐 물기를 잘 짜 간장을 친다.

납두

기성품의 납두 40g.

과일

바나나 중간 것 1개.

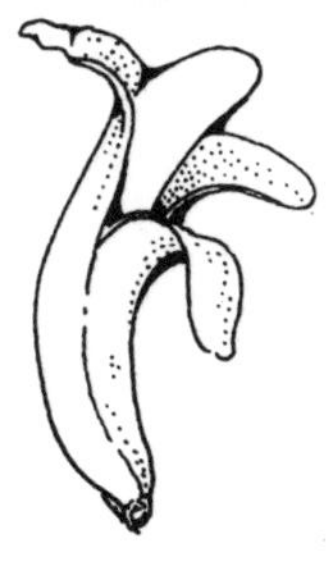

부족한 영양소를 보충하기 위해 효과적이다. 계란이나 우유, 과일이나 과즙을 이용한다.

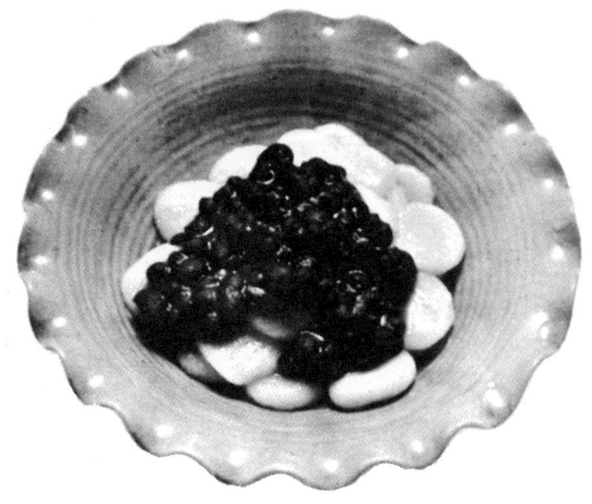

단백질 3.0g, 에너지 158Kcal

흰 구슬 팥죽

재료(4인분) 찹쌀 가루 100g, 물 100cc, 삶은 팥(통조림) 120g.

만드는 법

① 찹쌀 가루에 물을 붓고 귓볼 정도의 말랑거림으로 반죽한다.

② ①을 작은 단자로 둥글게 만들어 조금 눌러 중앙을 오목하게 한다.

③열탕에 ②의 단자를 넣어 삶는다.

④불이 켜지면 떠오른다. 떠오르면 냉수에 식힌다.

⑤접시에 단자를 담고 삶은 팥을 얹는다.

포인트

찹쌀가루 반죽의 물러짐에 주의한다.

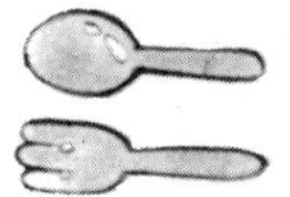

요쿠르트 젤리

단백질 3.5g, 에너지 101Kcal

재료(4인분) 요쿠르트 1병, 젤라틴 4g, 물 큰 스푼 2, 우유 200cc, 설탕 큰 스푼4, 밀감 1/2통.

만드는 법

①우유에 설탕을 넣어 뜨겁게 해서 젤라틴을 넣어 녹인다.

②남비가 조금 식으면 냉수에 담아 식힌다.

③요쿠르트에 젤리액을 조금씩 풀어 틀에 넣어 냉각시켜 굳힌다.

④밀감을 장식한다.

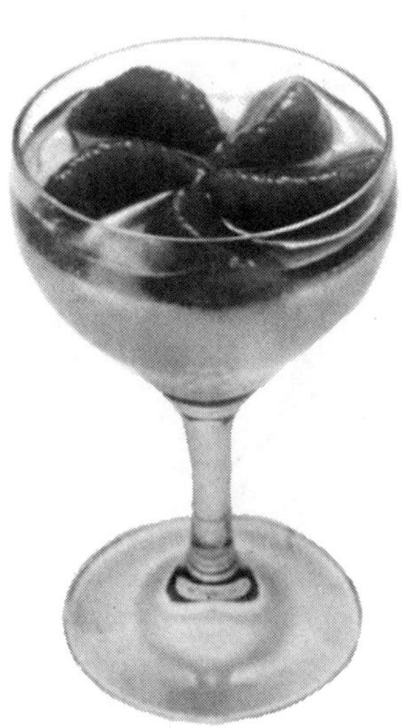

라스크

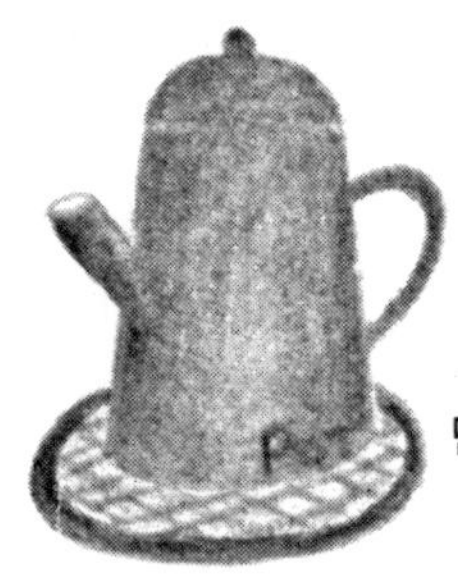

단백질 2.0g, 에너지 104Kcal

재료(4인분) 블란서빵 8토막, 설탕 큰 스푼 4, 버터 큰 스푼 1, 우유 큰 스푼 1.

만드는 법

①설탕, 버터, 우유를 섞는다.

②블란서빵을 얇게 자른다.

③블란서빵에 ①을 바른다.

④10분 정도 굽는다.

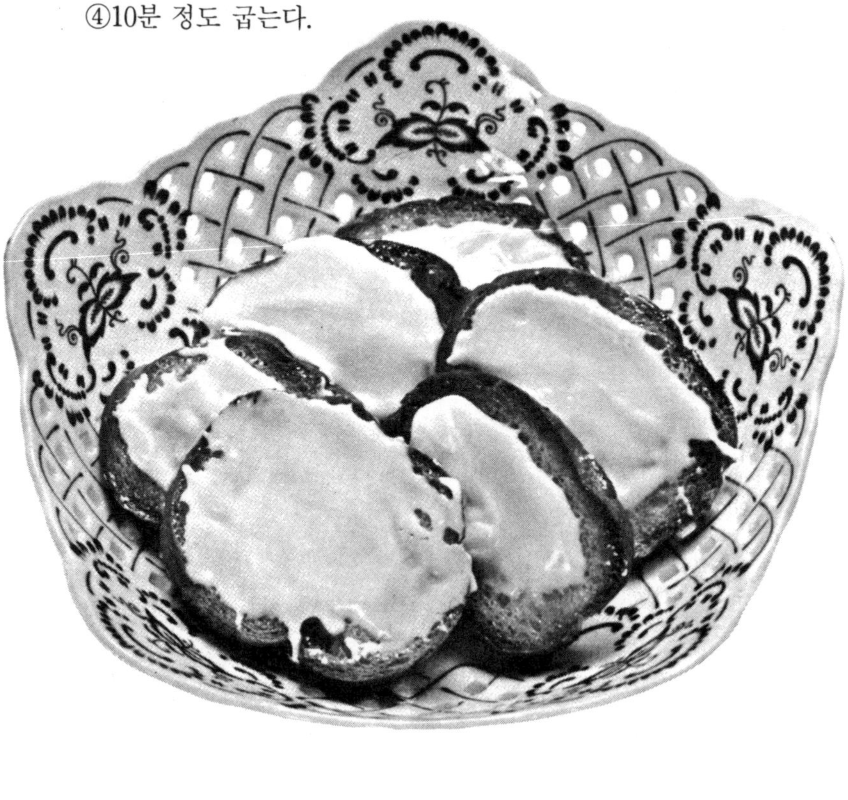

포인트

설탕쪽이 먼저 완성된다.

팜 푸딩

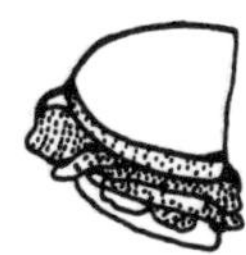

단백질 5.5g, 에너지 156Kcal

재료(4인분) 계란 2개, 우유 200cc, 설탕 큰 스푼 4⅓, 바닐라에센 스빵 1조각, 설탕 큰 스푼 2, 물 큰 스푼 1⅔.

만드는 법

①설탕과 물 큰 스푼 1을 넣어 불에 얹는다. 점차로 색이 갈색이 되면서 향이 나면 물 큰 스푼 ⅔를 넣어 카라멜소스를 만들어 틀 속에 넣는다.

②계란을 풀어 우유와 설탕을 넣어 섞는다. 다음에 바닐라 에센 스를 넣는다.

③ ②에 1cm 정도로 썬 빵을 넣어 10분간 둔다.

④ ③을 틀에 넣어 찜통에 찐다.

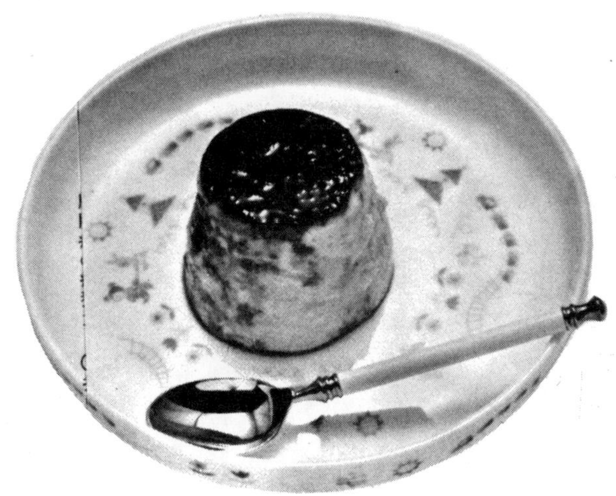

칡 만두

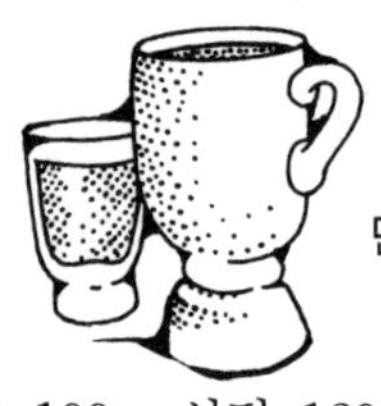

단백질 6.6g, 에너지 357Kcal

재료(4인분) 꿀팥가루 100g, 설탕 160g, 소금 작은 스푼 1/2, 칡가루 80g, 물 350g, 설탕 40g.

만드는 법

①남비에 꿀팥가루를 넣어 적량의 물을 가해 섞는다.

②이 안에 설탕과 소금을 넣어 약한 불로 반죽한다.

③식힌 다음 12~16매 정도로 둥글게 만든다.

④칡가루에 물을 조금씩 부어 젓고 잘 녹여 설탕을 넣고 남비에 거즈로 걸러낸다.

⑤이것을 불에 흘러 반 정도 익은 상대가 되며 물 속에 재빨리 넣고 ③을 싸서 젖은 행주를 간 찜통 안에 넣는다.

⑥강한 불로 찐다.

포인트

찜통은 강한 불로 뜨겁게 해 두면 좋다.

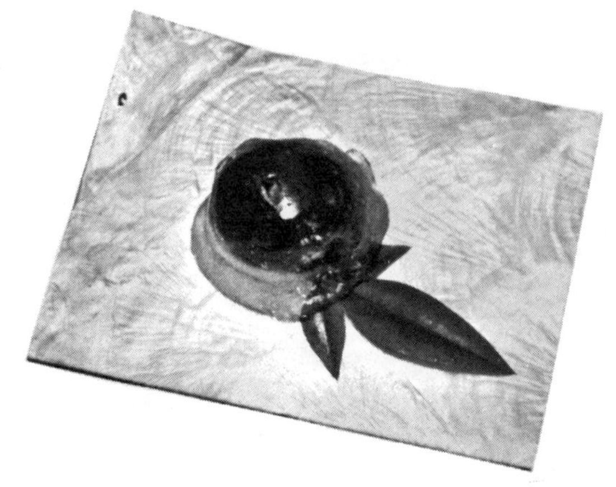

사과 구이

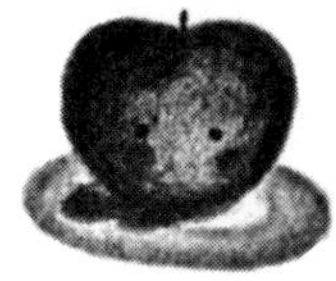

단백질 1.7g, 에너지 245Kcal

재료(4인분) 사과 중간 것 4개(800g), 설탕 100g, 시나몬 적당히, 버터 20g, 카테지치르 40g.

만드는 법

①사과는 잘 씻어 심을 빼낸다.

②설탕과 시나몬을 씻어 ①에 넣고 버터를 얹는다.

②사과 높이의 1 / 10 정도의 물을 부어 중간 온도에서 30~40분 정도 굽는다.

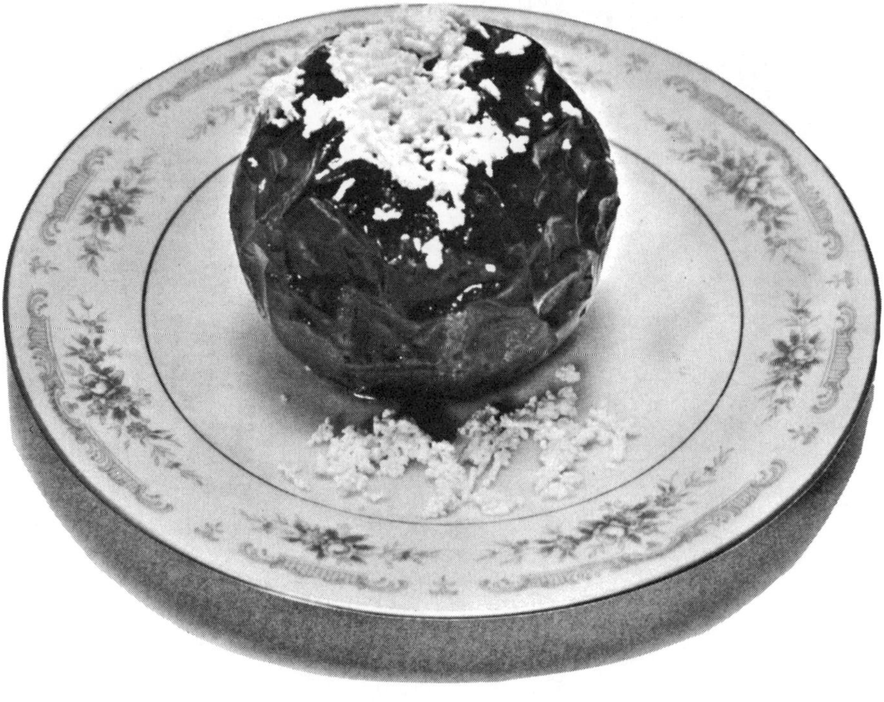

④구워진 사과 위에 카테지치르를 뿌린다.

포인트

사과의 심을 빼낼 때 바닥을 뚫지 않도록 주의한다.

우유 두부

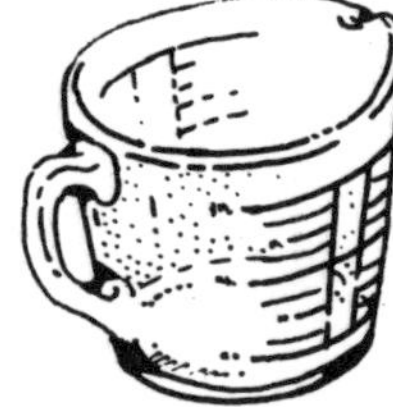

단백질 1.5g, 에너지 68Kcal

재료(4인분) 우유 200cc, 한천 1개(7g), 설탕 40g, 술 200cc.

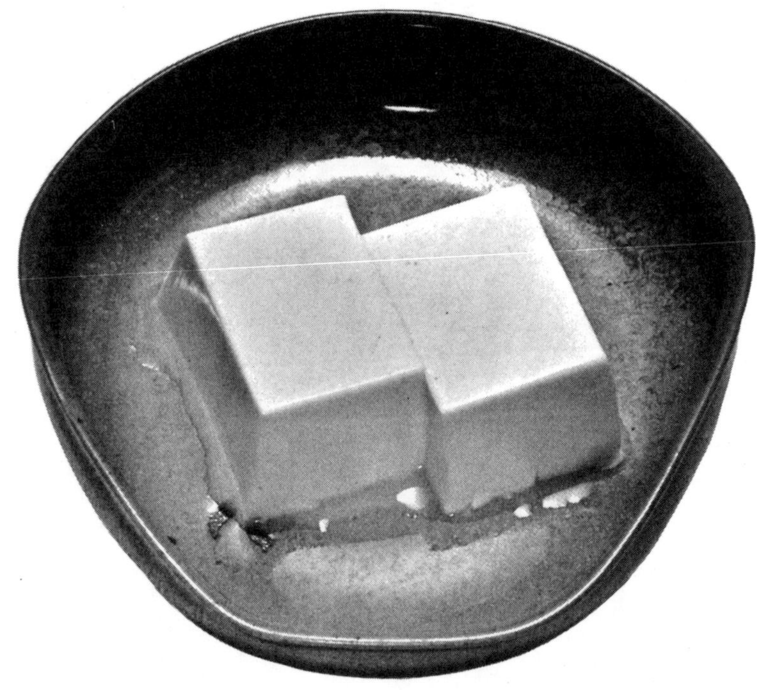

만드는 법

①한천을 물에 담가 부드러워질 때까지 녹여 짜서 남비에 찢어 넣는다.

② ①을 200cc의 물로 잘 녹여 설탕을 가하여 완전히 녹으면 거즈로 거른다.

③우유를 따뜻하게 하여 ②를 섞어 그릇에 담아 차게 굳힌다.

찐 카스테라

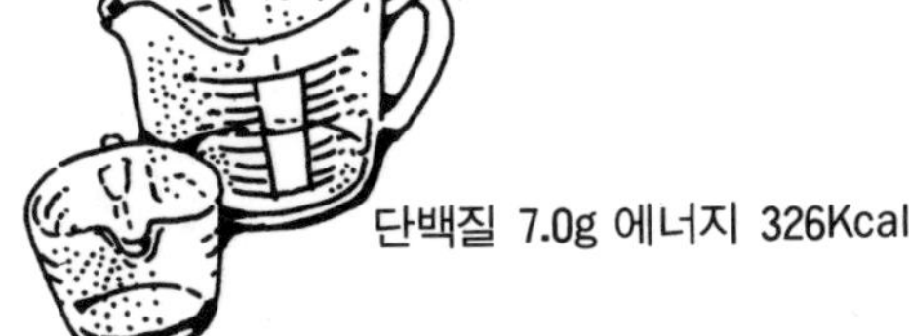

재료(4인분) 계란 3개, 설탕 큰 스푼 12, 바닐라 에센스 적당히, 상신분 120g, 건포도 40g, 안제리카 40g, 버찌(통조림) 40g, 레몬 15g.

만드는 법

①계란은 황란과 백란으로 나누어 흰자는 거품을 낸다.

②이때 설탕을 2~3회에 나누어 넣고 다음에 황란과 바닐라 에센스를 넣고 또 상신분을 섞는다.

③건포도, 안제리카, 버찌 일부를 잘게 썰어 상신분을 바른다.

④ ③과 ②를 섞어 젖은 행주를 깐 소쿠리 속에 넣는다.

⑤소쿠리채 찜기에 넣어 20~25분 찐다.

포인트

흰자 거품을 낼 때 레몬즙을 몇 방을 떨어뜨리면 효과적이다

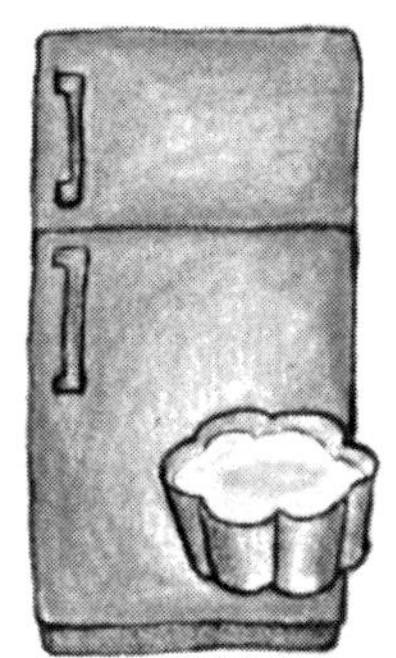

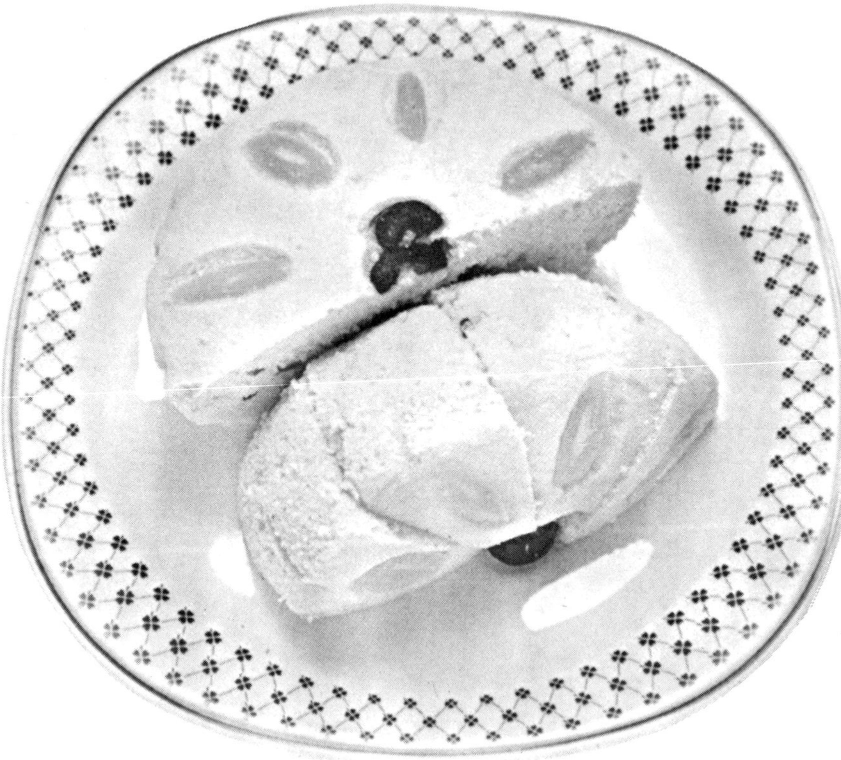

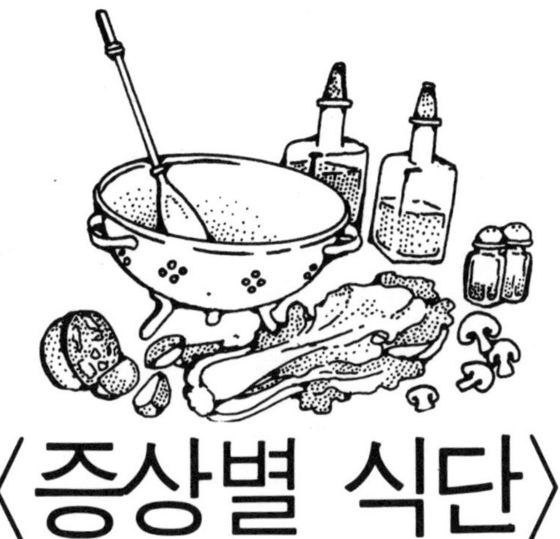

〈증상별 식단〉

• 급성 간염의 식단

증상에 따라 식단도 달라지는데 지방은 담석(膽石) 발작의 요인이 되는 경우가 있으므로 제한한다.
양질의 단백질과 비타민을 섭취한다.

찜 닭의 오로테소스

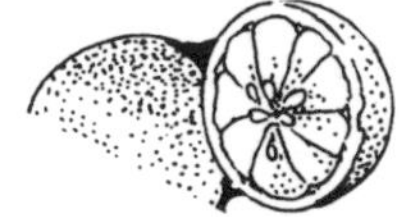

단백질 12.5g, 에너지 115Kcal

재료(4인분) 닭가슴살 200g, 술 큰 스푼 1, 양파 80g, 맛슈룸(통조림) 40g, 그린피스 12g, 토마토케찹 큰 스푼 4, 버터 12g, 소금 작은 스푼 1/2, 수프 120cc.

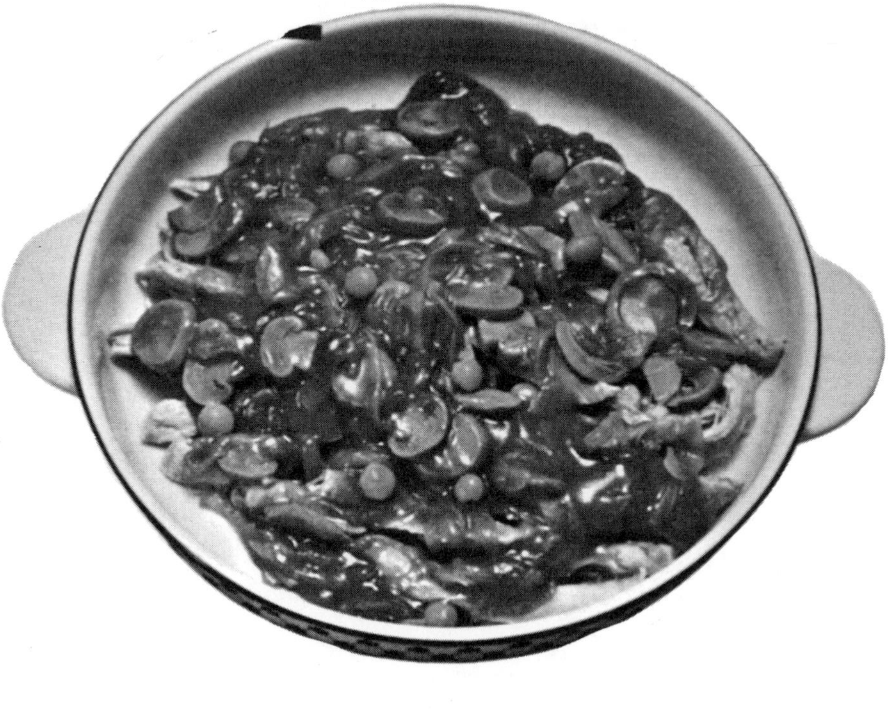

만드는 법

①닭가슴살은 다듬어 술을 뿌려서 접시에 담는다. 찜통으로 10분 정도 찌고 식은 다음 적당한 크기로 찢어 둔다.

②양파, 맛슈룸은 얇게 자르고 버터로 볶아, 밀가루를 넣어 가볍게 볶아 수프로 떠서 토마토캐찹, 소금, 간장으로 조미한다.

③접시에 ①을 담고 ②의 소스를 뿌리고 그린피스를 얹는다.

포인트

여기에서 중요한 것은 지방 제한이다. 닭가슴살은 육류 중에서도 지방이 적은 식품이므로 급성 간염, 담석증 등에 적당하다.

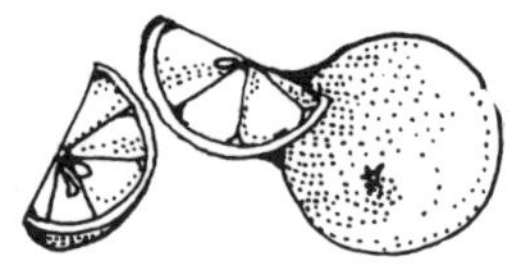

소고기 정강이살과 무 수프

단백질 15.4g, 에너지 112Kcal

재료(4인분) 소 정강이살 300g, 무 120g, 토란 120g, 소금 작은 스푼 1, 간장 큰 스푼 1, 술 큰 스푼 1, 깨 조금.

만드는 법

①소 정강이 고기를 토막낸다.

②무 껍질을 벗겨 자른다.

③토란은 껍질을 벗겨 무와 같은 크기로 자른다.

④깊은 남비에 정강이 고기와 물 6컵을 넣고 뚜껑을 덮어 불을 켠다. 비등하기 직전에 불을 줄여 떫은 맛을 제거하면서 고기가 부드러워질 때까지 2시간 정도 끓인다.

⑤ ④에 ②의 무를 넣어 20분 정도 끓이고 토란을 넣어 또 20분

정도 끓인 뒤 소금, 간장, 깨, 술로 조미한 뒤 불을 끈다.

⑥개인 접시를 준비하여 기호대로 먹는다.

포인트

급성 간염이나 담석증의 경우 지방을 제한하고 야채는 섬유질이
적은 것을 부드럽게 조미한다.

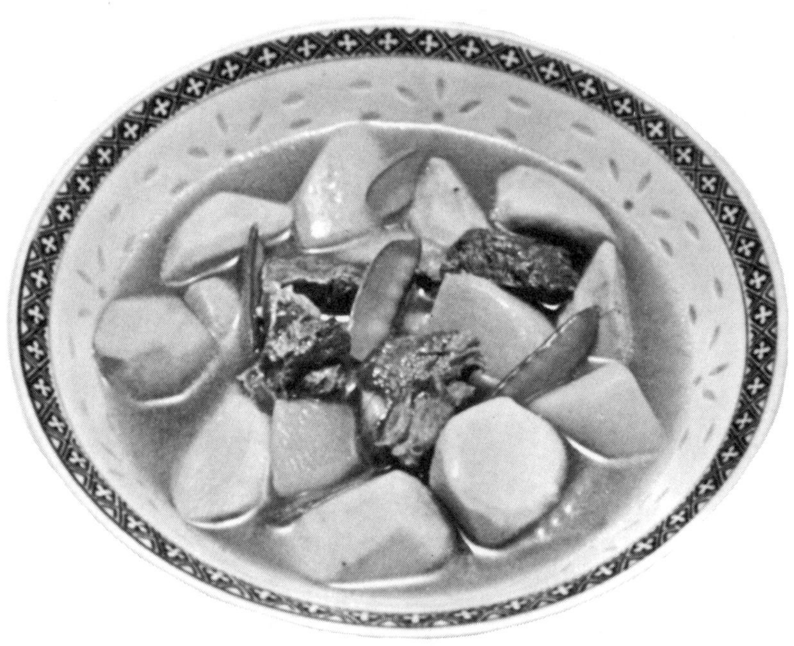

● 급성기의 식단

이 시기는 수분과 당분의 공급을 중요시 한다. 식사로 1일 4~5회 한다. 참마는 이 시기에 적절한 식품 중 하나이다.

참마 잎사귀 찜

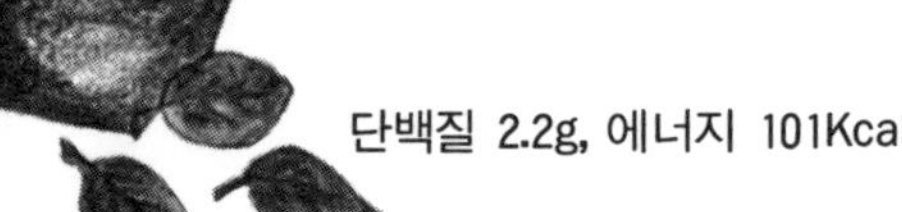

단백질 2.2g, 에너지 101Kcal

재료(4인분) 참마 400g, 설탕 큰 스푼 2, 칡 큰 스푼 1, 간 차 4g, 물 100cc.

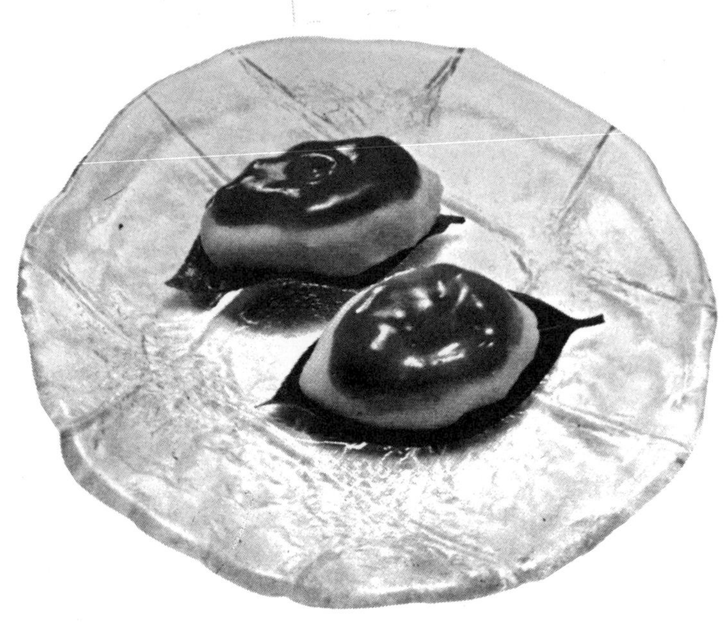

만드는 법

①참마는 껍질을 벗겨 쪄 뜨거울 때 뽑는다.

②설탕을 넣어 원형으로 만든다.

③남비에 칡, 물, 간 차를 넣어 녹여 가열한다. 비등 후 약한 불로 3분 정도 불린다.

④ ②의 참마 바깥쪽은 칡으로 덮는다.

⑤국화, 벗꽃, 오동잎 등을 잎에 쌓아 찐다.

포인트

보기에도 좋고 먹기에도 좋은 요리이다.

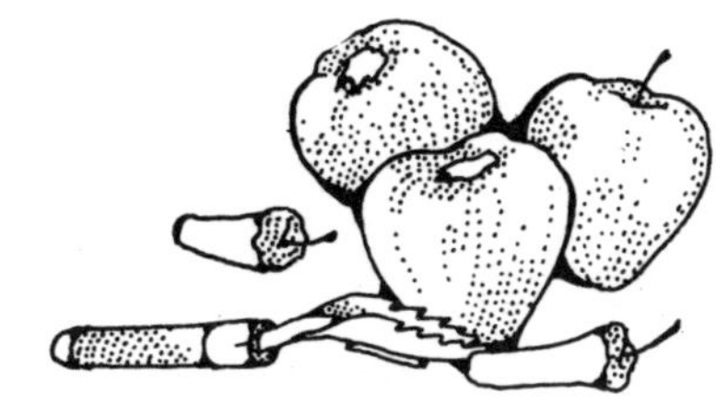

간장 장해인 경우, 배설 기능의 쇠약이 동반되는 경우가 많아 되도록 엷은 맛을 내도록 한다.

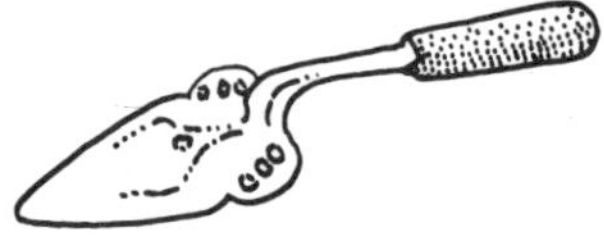

색다른 찐만두

단백질 10.5g, 에너지 135Kcal

재료(4인분) 만두피, 두부 1.5모, 마른 표고버섯 8g, 당근 40g, 양파 40g, 생강 조금, 소금 조금, 돼지고기 간 것 40g, 계란 1/2개, 녹말 4g, 그린피스.

만드는 법

①두부를 행주로 싸 위에 무거운 것을 얹어 수분을 제거한다.

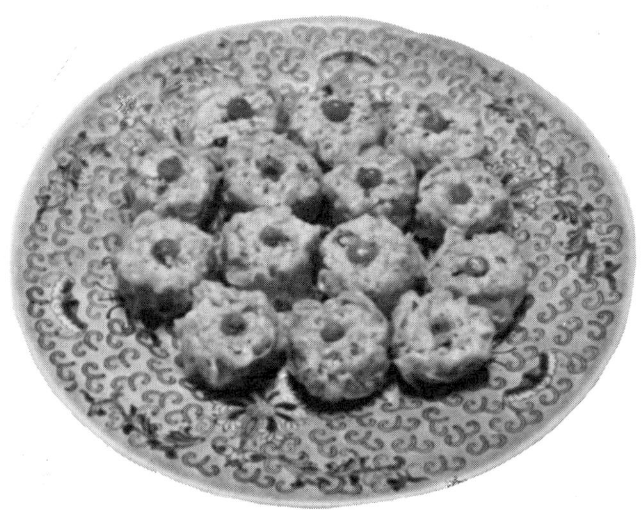

②간고기에생강즙을 치고 양파, 당근,마른 표고버섯다진것. 소금을 가해서 볶아 식으면 ①에 섞는다. 끈기를 주기 위해 계란과 녹말을 이용한다.

③피에 싸서 그린피스를 장식하여 찜통으로 15분 정도 찐다.

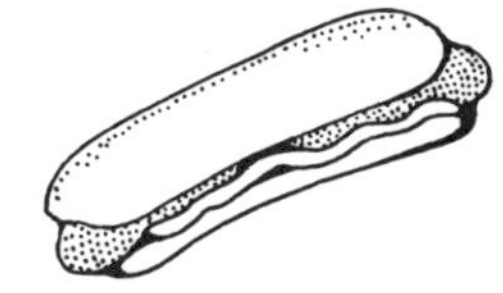

호박을 넣은 계란말이

단백질 7.9g, 에너지 201Kcal

재료(4인분) 호박 400g, 계란 2개, 설탕 20g, 기름 큰 스푼 1, 꼬투리째 먹는 강낭콩, 무 조금, 간장.

만드는 법
①호박은 껍질을 벗겨 찐다.
②계란에 설탕을 넣어 ①을 넣어 섞는다.
③계란 구이 한다.
④꼬투리째 먹는 강낭콩은 데쳐 무 간 것을 곁들인다.

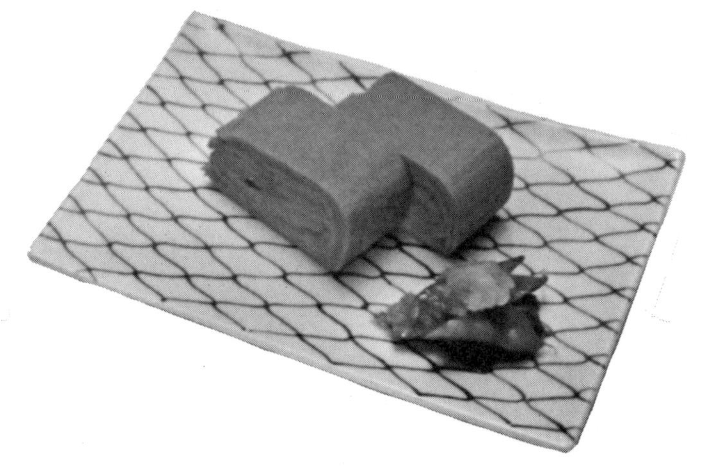

포인트

카로틴도 많이 포함되어 있고 엷은 맛으로 먹을 수 있다.

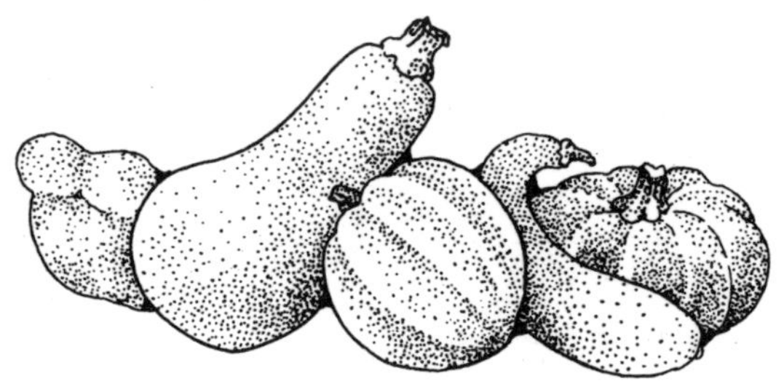

당뇨병 합병의 식단

원칙적으로 급성기 이외에는 당뇨병 식사 요법을 기본으로 한다.

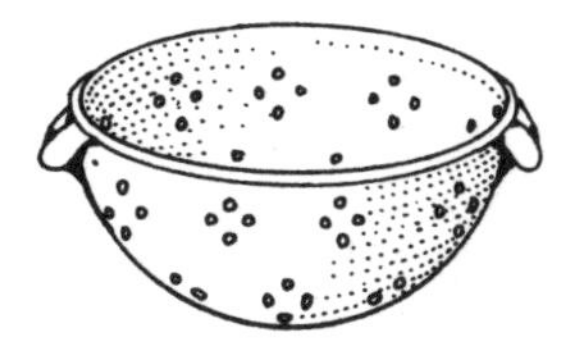

배추 롤 말이

단백질 13.0g, 에너지 163Kcal

재료(4인분) 두부 2모, 닭가슴살 80g, 당근 40g, 배추 4장, 토마토 케찹 큰 스푼 2, 소금 작은 스푼 1, 간장 큰 스푼 1.

만드는 법
①배추는 데치고 당근은 다진다.
②두부는 무거운 것을 이용하여 수분을 제거한다.
③닭가슴살에 당근을 넣어 볶고 ②에 소금을 섞는다.

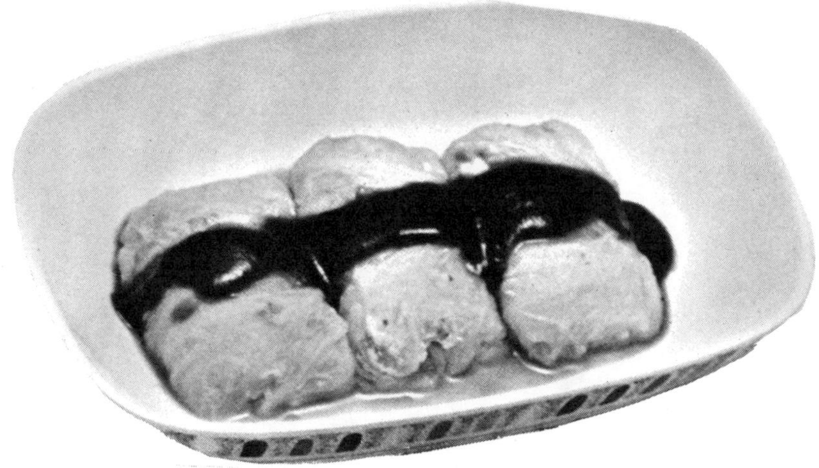

④배추에 ②를 감는다.

⑤다시국물도 10분 정도 익힌다.

⑥케찹과 간장을 섞어 뿌린다.

닭고기 두부찜

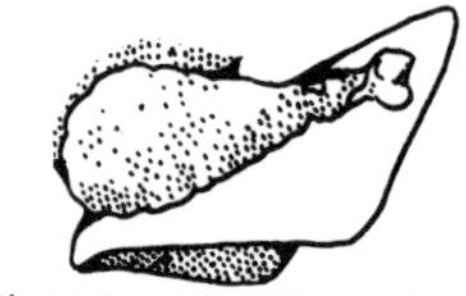

단백질 14.2g, 에너지 144Kcal

재료(4인분) 두부 2모, 닭가슴살 80g, 파 400g, 녹말 작은 스푼 1, 계란 작은 것 1개, 소금 작은 스푼 1, 간장 작은 스푼 4, 다시국물 1컵, 다시 다시마 15cm, 꼬투리째 먹는 강낭콩.

만드는 법

①두부를 행주로 싸서 무거운 것을 이용하여 수분을 제거한다.

②닭가슴살 다진 양파를 섞어 녹말과 계란을 넣어 잘 섞는다.

③ ①의 두부 1 / 2 모 옆에 칼집을 넣는다. 여기에 ②를 채운다.

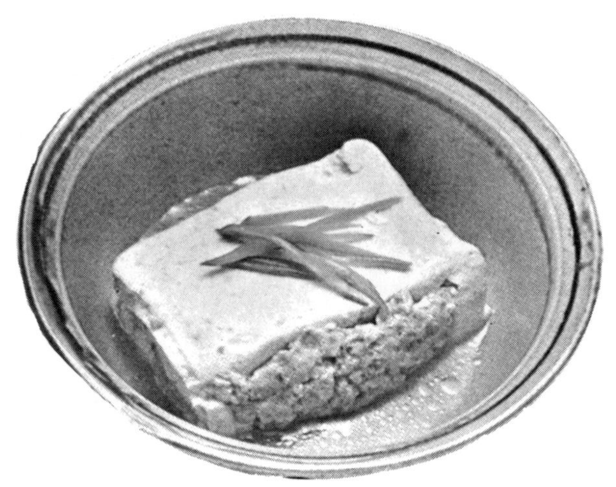

④남비에 다시마, 간장, 다시국물을 넣어 불을 켜 ③을 넣는다.

⑤껍질채 먹는 강낭콩을 잘라 얹고 초간장을 찍어 먹는다.

삶은 돼지고기

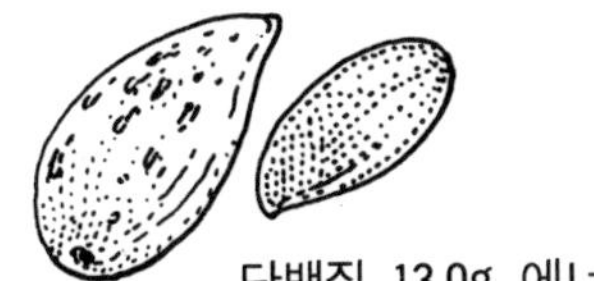

단백질 13.0g, 에너지 82Kcal

재료(4인분) 돼지고기 넓적다리살 280g, 레타스 80g, 레몬 40g, 양파 40g, 당근 40g, 셀러리 잎 80g, 파셀리 4g,

만드는 법

①양파, 당근, 셀러리 잎, 파셀리 등 향기가 있는 야채는 크게 썬다. 돼지고기는 둥근 채로 반이 잠길 정도의 돼지고기를 위아래로

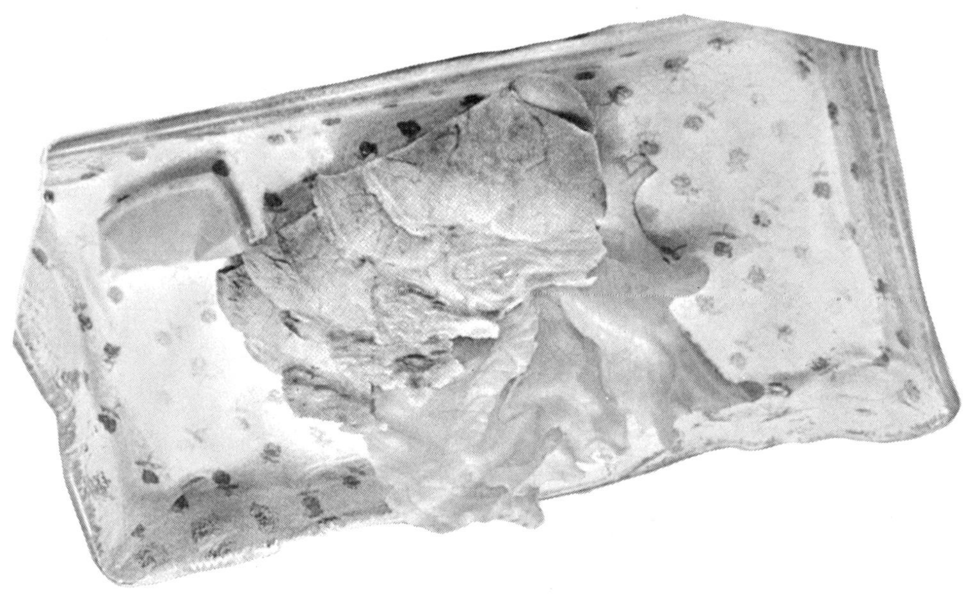

뒤집어 놓는다.

②삶은 고기는 식혀 얇게 썰어 레타스를 위에 얹어 레몬을 장식
한다.

③레몬장에 찍어 먹으면 맛있다.

포인트

돼지고기를 삶아 여분의 지방을 제거한 요리이다. 산뜻하여 식욕
이 없을 때에도 먹을 수 있다.

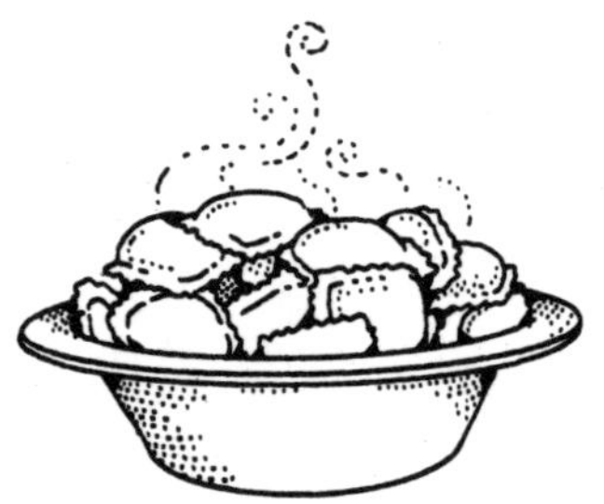

● 급성 간염의 식사

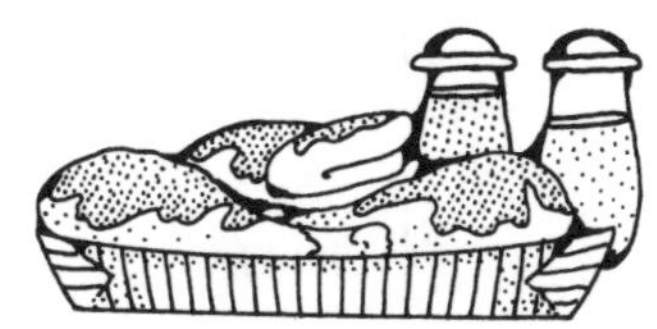

급성 간염 중에서도 특히 초기에는 발열, 구토, 권태 등이 있어 식욕도 없으므로 음식을 먹기가 매우 힘들다.

따라서 이 시기에는 수분과 당분 공급을 주로 하여 과즙, 우유, 야채 수프, 증탕 등에서부터 시작한다.

식사는 하루 3회라고 정하지 말고 4~5회로 해서 상태를 보면서 준다.

조금 증상이 호전되어 식욕이 생기면 3분죽, 5분죽 등으로 상식으로 점차 에너지가 높은 단백질이 풍부한 식사로 이행한다.

지방, 향신료는 억제한다.

급성 간염 식단①

아침	전체죽	전체죽 250g
	된장국	된장 15g, 밀기음 2g, 무청 30g
	계란죽	양배추 50g, 당근 10g, 계란 50g, 설탕 3g
	즙무침	무 50g, 멸치 5g, 김 0.1g
	요쿠르트	요쿠르트 100g
점심	전체죽	전체죽 250g
	맑은장국	생선묵 20g, 시금치 20g
	닭가슴살 구이	닭가슴살 60g, 생 표고버섯 10g, 미림 3g, 샐러드 오일 3g
	야채	샐러드 야채 10g, 토마토 40g, 양배추 40g, 레몬 10g
	오이 식초 무침	오이 40g, 새우 20g, 마른 미역 2g,

		설탕 2g, 식초 3g
	과일	네블오렌지 150g
저녁	전체죽	전체죽 250g
	두부의 유자 된장국	두부 140g, 된장 15g, 유자 조금, 설탕 6g
	호박메슈	호박 80g, 우유 30g, 설탕 3g
	시금치국	시금치 60g, 다시국물 50cc
	콤포트	사과 100g, 설탕 10g, 레몬 10g

급성 간염 식단②

아침	전체죽	전체죽 250g
	맑은장국	된장 15g, 가지 30g, 꼬투리째 먹는 강낭콩 10g
	월견(月見) 두부	두부 140g, 황란 18g, 생 표고버섯 5g, 당근 10g, 양파 15g, 숙주 10g, 그린피스 3g, 녹말 3g
	배추국	배추 100g, 다시국물 50g
	과일	사과 100g
점심	전체죽	전체죽 250g
	소정강이고기 수프	소정강이 고기 70g, 무 30g, 토란 30g, 소금 1g, 간장 3g, 파10g, 생강 1g, 깨 2g
	계란구이 곁들임	계란 50g, 오일 3g, 무 50g, 파셀리 1g
	요쿠르트	요쿠르트 100g
저녁	전체죽	전체죽 250g
	닭고기 완자	닭고기 빻은 것 20g, 계란 2g, 양파 5g, 녹말 3g, 파 10g
	회	도미 100g, 무 50g
	쑥갓죽	쑥갓 40g, 당근 10g, 다시국물 50cc
	과일	귤 100g

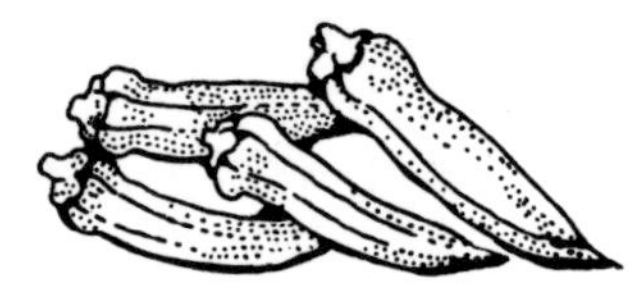

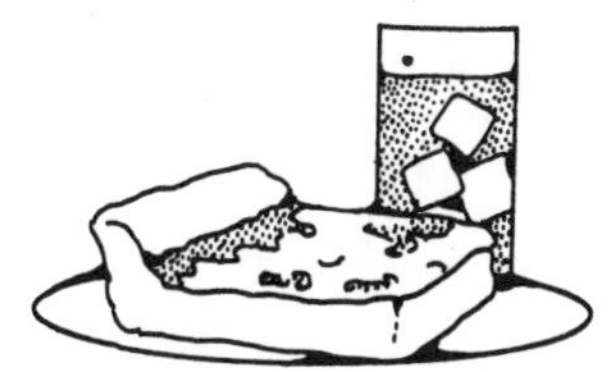

● 급성기의 식사

급성 간염의 초기나 담낭염, 담석증 등으로 발열, 구토 등의 증상이 있는 경우에는 음식을 거의 먹을 수 없으므로 이 때는 수분 공급을 주로 하는데 증상이 완화되면 과즙, 야채 수프, 중탕 등에서부터 시작한다.

유동(6회식)식 식단

①계란 넣은 미음 된장 수프	미음 100g, 황란 18g 된장 10g, 다시국물 100g
②바나나 밀크	전분 5g, 설탕 5g, 요쿠르트 100g, 바나나 5g, 우유 100g, 설탕 8g
③미음 과실 요쿠르트	미음 100g 오렌지 과즙 100g, 설탕 10g 요쿠르트 100g
④밀크 쉐이크 야채 수프	우유 150g, 계란 25g, 설탕 8g 야채 수프 100g
⑤미음 흰 강낭콩 림 수프	미음 100g 흰 강낭콩 15g, 우유 50g, 야채 수프 50g 콘스타치 4g
⑥칡 넣은 우유 토마토 쥬스	녹말 5g, 설탕 5g, 우유 100g 토마토 쥬스 100g

5분죽(6회식) 식단

1 5분죽 　된장국 　으깬 감자	쌀 40g 두부 50g, 된장 15g 감자 60g, 닭고기 빻은 것 20g, 설탕 2g
2 칡탕 　삶은 매추리알 　참마찜	전분 8g, 설탕 8g, 물 150g 매추리 15g, 설탕 5g 참마 100g, 설탕 5g 빻은 차 칡가루 5g
3 5분죽 　뱅어 계란말이 　콤포트	쌀 40g 뱅어 20g, 시금치 20g, 계란 40g, 설탕 2g 사과 100g, 설탕 5g
4 토스트 　샐러드 　우유	식빵 50g, 쨈 10g 아스파라가스(통조림) 30g, 토마토 40g, 마요네즈 5g 우유 100g
5 계란죽 　어묵찜 　시금치국	쌀 80g, 계란 40g, 세닢 3g, 김 조금 어묵 50g, 설탕 2g 시금치 50g, 설탕 2g, 다시국물 50cc
6 스위트프레이토 　요쿠르트	감자 60g, 우유 20g, 설탕 8g, 버터 2g 요쿠르트100g

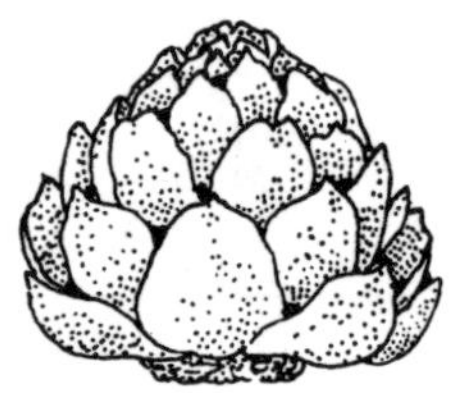

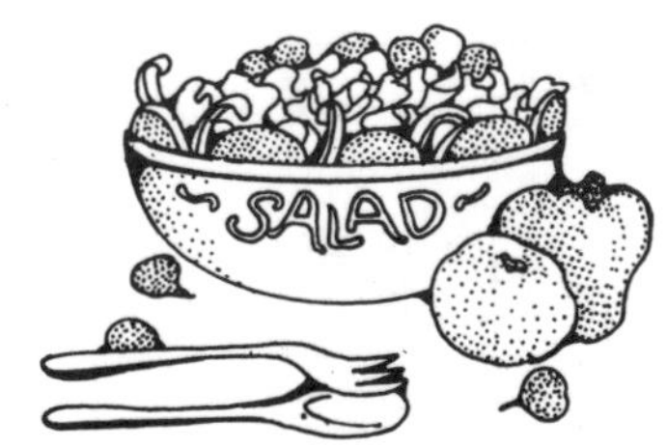

염분 제한의 식사

간경변으로 부동(浮動)이나 복수(腹水)가 있는 경우에는 염분을 제한할 필요가 있다.

간경변에 의해 섬유가 증가 간단해진 간장 세포의 재생을 돕기 위해 간경변의 식이 요법은 중증기(重症期)를 제외하고는 고단백질, 고에너지, 고비타민식이 주체가 된다.

단, 간부전(肝不全)의 합병인 경우에는 단백질을 제한할 필요가 있다.

또 만성 간염과 마찬가지로 장기간에 걸쳐 지속되는 병이므로 가능한한 기호에 따라 변화를 주고 식사 시간도 규칙적으로 하여 매 식사마다 일정한 식사량을 지켜 증상이 그 이상 진행되지 않도록 섭생(攝生)한다.

염분 제한 5g의 식단①

아침	밥 계란말이 토란 우유	밥 200g 계란 50g, 양배추 50g, 무청 30g, 다시국물 50g, 설탕 3g, 간장 6g 토란 100g, 설탕 5g, 식초 3g 우유 200g
점심	밥 그라탕 브록커리 식초 무침 과일	밥 200g 닭고기 넓적다리살 60g, 양파 50g, 꼬투리째 먹는 강낭콩 20g 맛슈룸 10g, 밀가루 5g, 기름 5g, 우유 50g, 소금 1g 브록거리 50g, 새우 20g, 난황 10g, 설탕 4g, 식초 5g 귤 100g

| 저녁 | 감자 넣은 밥

도미 남비
과일 | 감자 3g, 쌀 80g
도미 80g, 두부 70g, 파 20g, 쑥갓 40g,
배추 70g
등자나무 열매 ½개, 간장 5g, 식초 5g
사과 100g |
| 간식 | 살구쨈을 넣은
요쿠르트
매슈멜로우 | 살구쨈 15g, 프레인 요쿠르트 100g

매슈멜로우 20g |

염분 제한 5g의 식단②

아침	밥 프크빈즈 야채 우유	밥 200g 돼지고기 25g, 흰 강낭콩 30g, 당근 10g, 토마토케찹 10g, 기름 5g, 설탕 3g, 소금 0.5g 레타스 30g, 샐러리 20g, 오이 40g, 소금 0.5g 우유 200g
점심	밥 넙치 무침 배추 초절임	밥 200g 넙치 80g, 무 60g, 레몬 10g, 간장 6g 배추 40g, 숙주 나물 20g, 본레스햄 20g 오이 10g, 식초 3g, 설탕 5g, 소금 5g
저녁	밥 두툼하게 구운 계란 탕두부 시금치 무침	밥 200g 호박 100g, 계란 50g, 설탕 5g, 기름 3g 두부 140g, 다시마 10cm, 양파 10g, 간장 6g 시금치 60g, 흰 깨 3g, 설탕 3g, 간장 6g
간식	프루츠 요구르트	바나나 40g, 사과 30g, 배추 30g, 프레인 요쿠르트 100g, 설탕 20g

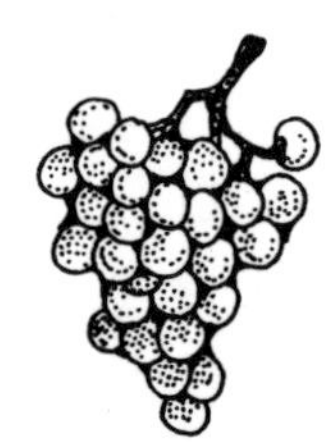

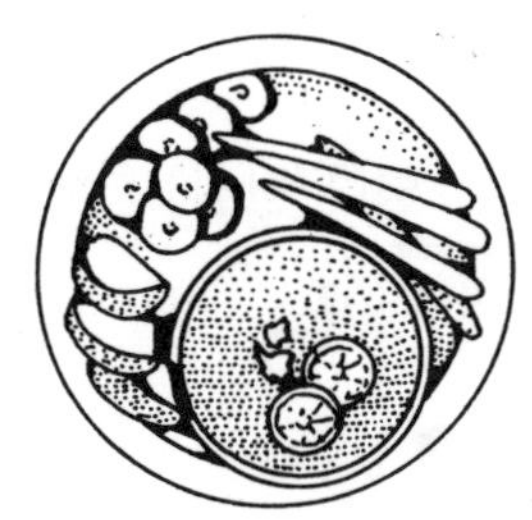

● 당뇨병 합병의 식사

　원칙적으로 급성기를 제외하고는 당뇨병 식사 요법을 기본으로 한다. 간장을 지키면서 에네르기를 제한하므로 특히 양질의 단백질을 많이 취하고 나머지를 당질과 지질로 보충한다.

　비타민류도 풍부하게 취한다. 증상에 따라 다르지만 대체로 체중 1kg당 에너지 25~30kcal, 단백질은 1~1.5g, 지질은 1일 30g 정도로 하고 적당한 운동을 한다.

당뇨병(20단위) 합병 식단

아침	밥 된장국 오크라가 든 납두 소테 곁들임	밥 165g 된장 15g, 두부 50g, 마른 미역 2g 납두 40g, 오크라 10g, 버터 5g, 밀가루 4g, 레몬 10g 양배추 50g
점심	식빵 스크램블에그 치즈와 생야채 우유	식빵 60g, 버터 5g 계란 50g, 우유 15g, 그린아스파라 20g 치즈 25g, 토마토 40g, 오이 20g, 레타스 20g, 소금 우유 200g
저녁	밥 부추 계란말이 바베큐 오징어 토란무침 가지국	밥 165g 계란 25g, 부추 20g 닭고기 70g, 피망 20g, 양파 30g, 웨스턴 소스 10g 오징어 50g, 토란 90g, 미림 4g, 설탕 3g 가지 70g, 다시국물 0.5g
간식	과일	감 150g

당뇨병(17단위) 합병 식단

아침	밥 된장국 햄에그 곁들임	밥 110g 된장 15g, 파 10g, 두부 50g 본레스햄 40g, 계란 50g, 기름 5g 양배추 40g
점심	식빵 삶은 돼지고기 샐러드 우유	식빵 60g, 버터 5g 돼지고기(넓적다리) 60g, 레타스 20g, 레몬 10g, 생강 1g 양배추 30g, 토마토 40g, 마늘 10g, 오이 20g, 레몬 10g, 샐러드 잎 10g, 치즈 13g(6mm) 우유 200g
저녁	밥 맑은장국 찐 생선 야채 곁들임 감자무침 초무침	밥 110g 모시 조개 7개 넙치 80g, 숙주 나물 20g, 당근 10g 꼬투리째 먹는 강낭콩 5g, 녹말 2g, 마른 표고버섯 1g 감자 100g, 대구알 15g, 레몬 10g 무청 60g, 생미역 10g, 설탕 6g
간식	과일	귤 200g

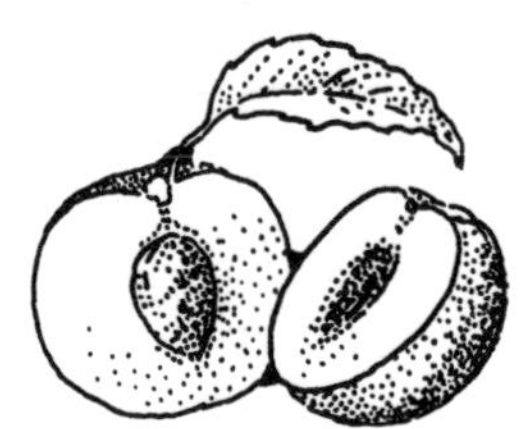

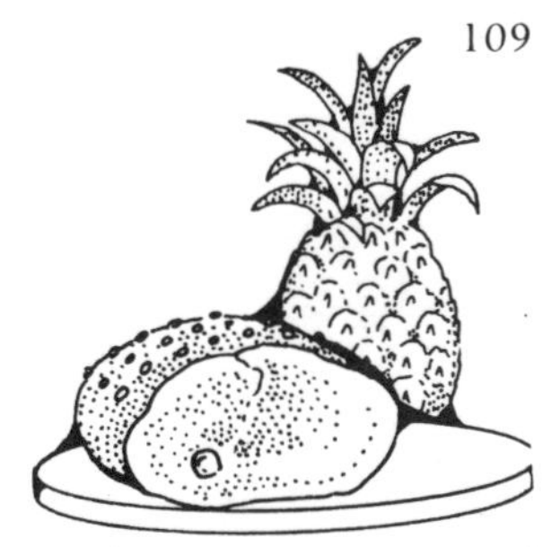

● 만성 간염의 식사

만성 간염의 식사 요법은 급성 간염의 회복기와 마찬가지로 고칼로리, 고단백, 풍부한 비타민을 포함하는 균형잡힌 식사를 한다.

식욕도 있으므로 규칙적으로 충분한 식사를 하고 특히 장기간 계속되므로 가능한 환자의 기호에 맞추어 변화를 주어 식생활을 즐겁게 할 수 있도록 한다.

단, 필요 이상의 영양 섭취는 비만이나 지방간을 초래할 우려가 있으므로 주의한다.

또 이 책의 재료별 식단은 주로 만성 간염이나 간경변의 경우를 대상으로 한 것이므로 증상이 달라지거나 급성 간염이나 담낭염인 경우에는 단백질 식품이나 지방을 줄여야 한다.

1일 섭취해야할 영양섭취량	
에너지	2100Kcal
단백질	90g
지질	60g
당질	300g

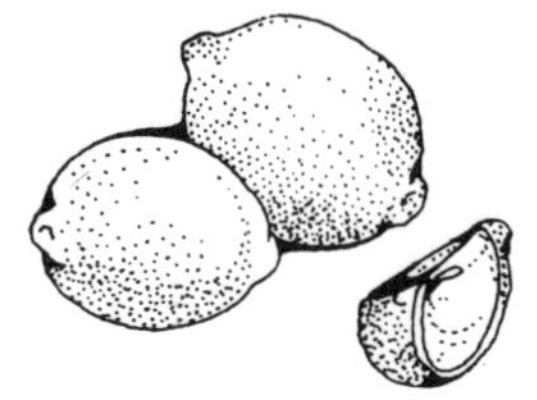

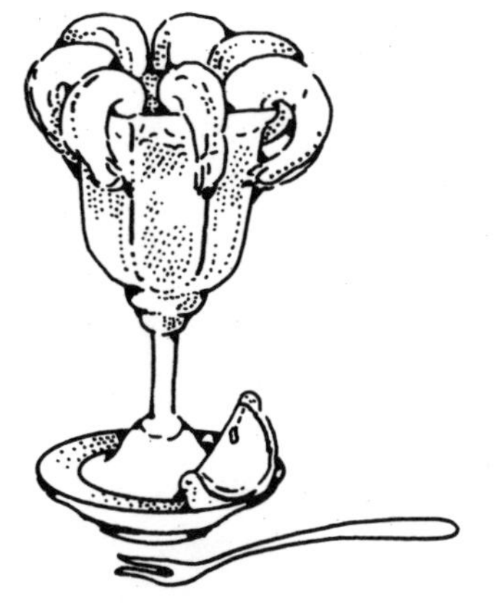

〈간장병의 식사법〉

간장병을 안다

간장은 인간의 생명을 유지시키기 위해 소화 흡수된 여러 가지 영양을 대사시키기도 하고 축적하기도 한다. 또 합성(단백질, 지방), 분해(지방)를 실시한다. 그 외에 몸에 유해한 여러 가지 독소를 분비하여 물에 녹기 쉬운 형태로 만들어 뇨나 담즙 속에 배설하는 역할도 한다. 이와 같이 담낭은 인간의 몸에 있어서 매우 중요한 장기(臟器)로 전체의 ¼이 되어도 기능적으로 관계없게 되어 있고 세포가 파괴되어도 재생할 수가 있다.

그 간장의 병으로서는 급성 간염(A형, B형, 비A형, 비B형), 만성 간염, 알콜성 간염, 간경변(肝硬變) 등이 있다.

급성 간염

바이러스에 의해 일어나고 A형, B형, 비A형, 비B형이 있다.

A형 간염

바이러스에 의해 입으로 감염되는 간염이다. 그러나 이 A형 바이러스에 감염된 사람이 모든 발병하는 것은 아니다. 자신도 모르는 사이에 A형 감염이 되고 모르는 사이에 항체가 생기는 사람도 많이 있다.

주된 증상은 식욕이 없다, 나른하고 황달에 의한 피부 황색 변화

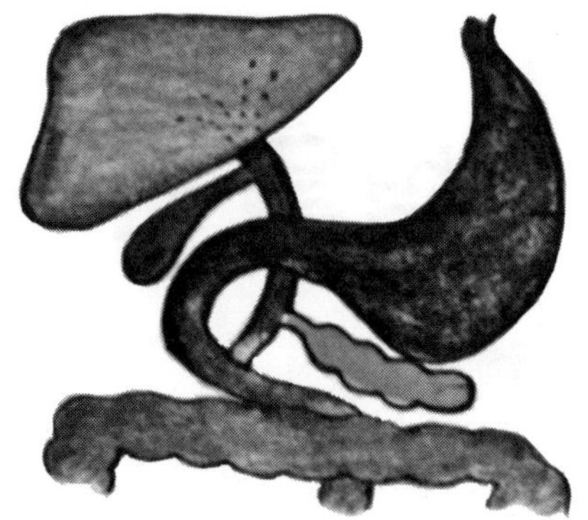

등이다.

이 A형 감염의 경우에는 만성 간염으로 이행되는 경우는 거의 없고 대개 1개월 정도면 치료된다.

B형 간염

이것은 A형과 달리 바이러스가 혈액을 통해 체내로 들어간다. 이전에는 수술 후 수혈 때문에 혈청 간염으로 고생하는 사람이 많았으나 지금은 수혈할 때 혈액에 바이러스가 있는지 없는지 체크되고 있어 많이 줄어 들었다.

주요 증상은——식욕이 없다, 나른하다, 혈청 중의 비릴빈, GOT, GPT치가 올라가고 HB 항원을 갖고 있다——등이다.

A형 처럼 1개월 정도 지나면 치료되지만, A형에 비해 만성 간염이 되기 쉽다.

비A형, 비B형 간염

이 간염은 원인이 되는 바이러스가 아직 발견되지 않고 있다. 그러나 급성 간염의 거의 50%를 차지하므로 조속히 연구 성과가 있기를 바라고 있다.

만성 간염

만성 간염의 경우는 그다지 분명한 증상이 없으므로 지나쳐 버리는 경우가 있는데 GOT나 GPT(트랜스 아미나이제라는 효소) 치가 40 이하이면 정상, 50~100은 일을 쉬고 무리를 하지않는다. 100~200은 치료가 필요하게 된다. 그 외 뇨 검사, 혈액 검사 등 많은 간기능 검사를 종합하여 일상 생활의 기준이 정해진다.

만성 간염은 잘 치료하지 않으면 10 % 정도가 간경변으로 진행된다. 정기적으로 검사를 받고 장기간 치료한다.

알콜성 간염

알콜에 의해 직접 간장이 다치는 간염으로 급성은 많은 양의 술을 마신 사람이 또다시 많은 양의 술을 마셨을 때 일어난다. 또 매일 많은 양을 마시면 자신도 모르는 사이에 알콜성 간염을 반복하게 되는 경우도 있다. 모두 간경변으로 진행되기 쉬우므로 충분한 주의가 필요하다.

간경변

간세포가 파괴되어 그 뒤 섬유화되어 단단해진다. 알콜, 음료, 지방의 자나친 섭취, 단백질이나 비타민 결핍 등에 의해 일어난다.

증상으로는 식욕부진, 구토, 복수(腹水), 황달, 현기증 등이 있고 식도정맥 파열 때문에 피출혈을 일으켜 사망하는 일이 있다.

간장병의 치료에서는 만성 간염이나 간경변으로 진행되지 않도록 하기 위해서 초기 치료가 중요하다.

그리고 그 치료의 기본이 되는 것은 안정과 식이 요법이다. 무리하지 말고 느긋하게 이것을 지켜야 한다.

식이 요법의 기본

식이요법에는 특히 당뇨병이나 신장병 등과 같이 식사 제한을 계속할 필요성이 있는 것도 있고, 식이 요법이라고 하면 뭔가 특별한 것, 어려운 것, 계속하기 힘든 것이라고 생각하는 경향이 있는데 간장병의 경우, 급성기에는 자극적인 음식을 삼가하고 지질을 제한하지만 만성기에는 그다지 제한할 필요가 없다.

식사를 제한하면 섭취 영양량이 부족해지기도 하고 수복이 늦어지게 된다.

오히려 적극적으로 간장 재생을 기하기 위해 식사를 충분히 할 필요가 있는 것이다.

다만 같은 간장병이라도 종류와 상태에 따라 식이 요법 방법이 크게 달라지므로 각각 기본을 지키며 양에 힘써야 한다.

◇ 영양양(榮養量) 섭취법

단백질 1/2 이상은 동물성 식품으로 단백질은 병으로 손상된 간장에 부담이 되는 일이 있다고 해서 제한을 원칙으로 한다. 그러나 간장 세포의 대부분은 단백질로 형성되어 있고 또 매일 새로이 만들어야 하는 것도 있으므로 병에 따라 파괴되고 섬유화된 세포를

지방이 적은 단백질 식품

분 류	식 품 명	한끼 식사에 섭취할 식품 기준량	단백질	지 질
어류	잉어	한토막80g	15.0g	1.9g
	가다랭이	〃	20.6g	1.6g
	가자미	〃	15.2g	1.8g
	대구	〃	12.6g	0.3g
	넙치	〃	15.3g	1.0g
	다랑어		15.2g	2.7g
	메루루사	〃	13.6g	0.5g
	꼬치어묵	큰 것 1 / 2개 60g	9.9g	0.5g
육 류	닭가슴살	작은 것 2개 60g	14.2g	0.3g
	돼지고기(등심)	작은 것 1토막 50g	11.5g	1.7g
	쇠고기(등심)	작은 것 1토막 40g	8.6g	2.7g
	소레바	작은 것 1토막 40g	7.8g	1.5g
난 류	계란	작은 것 1개 50g	6.2g	5.6g
	난백	작은 것 1개 30g	3.1g	
대 두	두부	150g	10.2g	7.5g
제 품	납두	50g	8.3g	5.0g
유제품	우유	1개 200g	5.8g	6.4g
	탈지분유	큰 컵 2잔 18g	6.1g	0.2g
	요쿠르트	1개 100g	3.5g	0.1g
	치즈	작은 것 1개 30g	5.7g	6.5g

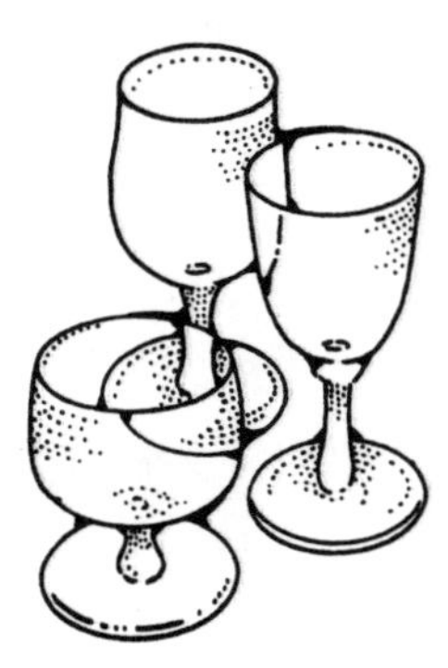

수복, 재생시키기 위해 지금은 단백질을 격증 간염이나 간경변 일부를 제외하고는 특별히 제한하지 않는다. 오히려 보통 사람들보다도 많이 섭취할 필요가 있다고 일컬어지고 있다.

또 수복이 효과적으로 행해지기 위해서는 섭취하는 단백질은 양뿐만이 아니라 질 좋은 것도 필요하므로 그를 위해 필수 아미노산을 많이 포함한 동물성 단백질을 1/2 이상 섭취하도록 한다. 다만 동물성 단백질 식품은 일반적으로 지방도 많이 포함되어 있으므로 지질을 제한하는 간장병에는 단백질이 많고, 지방이 적은 식품을 선택할 필요가 있다 (표 ―단백질은 몸 안에서 근육이나 혈액 등을 만드는 기본이 되며 또 에너지원이 된다. 생선, 고기, 계란, 우유 등 동물성 식품, 풋콩 그 유제품에 많이 함유되어 있다).

◇ 증상에 따른 지방도

간장 장해는 또 지질 처리 능력을 저하시키고 침착을 초래하므로 옛날에는 간장병에 지방 섭취는 금지되어 있었다.

지금도 급성 간염이나 간경변의 극기(極期), 담석증 등에는 흡수를 저해하므로 가능하면 제한해야 하지만 만성 간염, 간경변 등에서는 고에너지 공급과 음식 맛을 좋게 하고, 향을 즐기고, 식욕을 증진시키는 등의 이유로 극단적으로는 제한하지 않게 되었다.

다만 지방도 여러 종류가 있어서 동물성 지방에 비해 식물성 지방 쪽이 필수 지방산을 많이 포함하고 있어 혈청 콜레스테롤을 내리는 작용을 하므로 가능한한 식물성지방으로섭취하도록한다 (지질은 단백질이나 당질에 비해 2배 이상의 에너지를 발생하는 효율 좋은 영양소이다. 유지류, 크림 및 일부 고기류에 많이 함유되어 있다).

◇ 당질도 고에너지 보급을

간장병은 지질을 제한하면서 고에너지를 필요로 하므로 당질로 에너지 대부분을 섭취하게 된다.

단, 필요 이상의 섭취는 체내에서 지질이 되어 간장의 세포에 침착될 우려가 있으므로 필요 에너지의 범위를 지키고 지나치지 않도록 주의해야 한다.

또 당질은 종류에 따라 소화의 차이도 없고 특별히 제한되는 것은 아니므로 어떤 식품에서도 취할 수 있다 (당질은 에너지원이 된다. 곡류, 감자류, 설탕에 많이 함유되어 있다).

◇ 비타민 · 무기질을 중요시한다

비타민, 무기질은 몸의 발육과 건강유지에 특별한 작용을 하고 체내에서는 합성되지 않는다.

비타민은 간장에 저장되어 활용되지만 건강한 사람도 부족한 경향이 있다. 특히 간장에 장해가 있는 사람에게는 작용이 충분하지 못하다. 또 칼슘이나 철도 일반 식사에서는 부족한 경향이 있다.

또 간장병의 당질 연소에도 비타민 B_1이 특히 필요하다.

식이 요법의 포인트

◇ 즐거운 분위기로

느긋하고 즐거운 분위기에서 식사하면 위액의 분비를 높이고 소화와 흡수를 좋게 한다. 여러명이 같이 하는 식사는 화제가 풍부하므로 분위기가 좋아진다. 될 수 있으면 저녁 식사는 가족들과 함께 하는 것이 좋다.

◇ 규칙적으로

간장병의 요양에는 식이 요법과 함께 규칙적인 생활과 안정이 원칙이다.

또 아침에 바쁘다고 해서 식사를 거르거나 간단히 하고 점심·저녁 식사에 아침분까지 포함시켜 섭취하면 하루의 섭취 영양량의 밸런스가 깨져 과식이 되기도 하고, 병에 의해 상한 간장 기능에 부담이 가해져 회복에 지장을 준다. 특히 만성질환자는 장기간에 걸쳐 지속적으로 규칙적인 식이 요법이 행해지지 않으면 효과는 기대할 수가 없다.

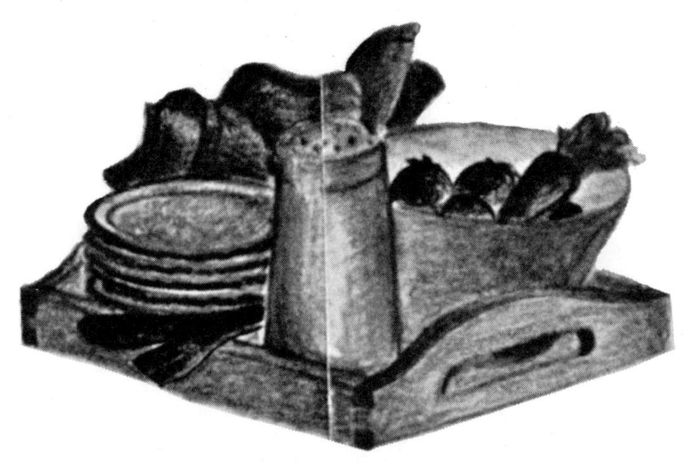

외식의 영양소

요 리 명	재　　　료	에너지	단백질	지 방	당 질	참　고
손으로 뭉친 초밥	밥220, 오징어10, 다랑어 20, 아나고15, 전어10, 김0.25, 오가리5, 계란 10, 설탕5	447	19.0	5.4	82	야체 부족
식초와 소금으로 간을 맞춘 밥에 생선, 고기 부침, 야채 등을 얹어 놓은 음식	밥240, 오징어20, 다랑어 20, 전어10, 아나고15, 계란10, 김0.5, 소용돌이 모양 어묵10, 표고버섯 10, 생선조림5, 오가리 0.7	488	22.2	5.7	88	야채 부족
볶음밥	밥250, 돼지고기30, 계란 30, 양파30, 기름10, 그린 피스5	563	17.1	15.7	85	지방이 많고 야채 부족
카레라이스	밥250, 돼지고기30, 감자 50, 양파25, 인삼15, 밀가 루3, 기름6, 카레가루	525	14.5	8.5	95	지방 많음
우동	우동260, 유부8, 파7	296	8.0	3.9	53	에너지, 단백질,

음식명	재료					비고
						야채 부족
오뎅 국수	국수220, 새우30, 계란2, 밀가루10, 기름10, 시금치15, 파2, 미림10	403	11.1	11.7	58	지방이 많고 단백질, 야채 부족
중국식 냉국수	중국면150, 프레스햄20, 소용돌이 모양 어묵10, 오이20, 김1, 생강3, 설탕3, 참기름3	502	16.8	6.1	89	단백질, 야채 부족
구운 국수	찐중화면150, 돼지고기60, 프레스햄10, 게10, 숙주 나물30, 파30, 양배추60, 그린피스5, 기름10	575	28.9	14.4	77	지방 많고 녹황색 야채 부족
당면	생중화면150, 돼지고기15, 인삼5, 양파15, 양배추60, 숙주 나물20, 목이버섯1, 꼬투리째 먹는 강낭콩, 마른 표고버섯2, 기름5	520	18.0	7.7	90	단백질, 녹황색 야채 부족
스파게티 미트소스	스파게티100, 소고기50, 양파20, 인삼10, 버터20, 토마토케찹10, 치즈4	707	23.7	31.0	78	지방많고 야채부족
샌드위치	식빵100, 로스햄25, 계란25, 오이20, 버터15, 마요네즈17	515	16.0	27.6	48	단백질, 야채부족
마카로니 그라탕	마카로니50, 닭고기20, 양파20, 밀가루8, 빵가루1, 우유130, 버터15, 가루 치즈4	456	17.1	19.2	51	단백질, 야채 부족
햄버거와 밥	밥100, 소고기 간 것100, 양파20, 인삼30, 감자40, 식빵10, 설탕2, 버터2, 기름5	806	26.5	31.6	100	지방 많음

커틀렛과 밥	밥250, 돼지고기 로스 100, 계란13, 밀가루3, 빵가루6, 기름12, 양배추 30, 토마토25	771	27.3	31.0	90	지방이 많고 녹황색채소 부족

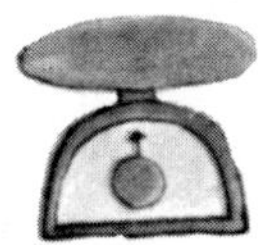

◇ 정해진 시간에

사람에게는 오랜동안의 습관으로 거의 정해진 시간에 음식을 먹지 않더라도 소화액이 분비된다. 때문에 식사가 평소보다 늦어지면 소화액은 나오는데 위 안은 빈 상태가 되어 소화액이 위벽에 강하게 작용한다.

반대로 평소보다 빠른 식사는 아직 충분히 소화액이 나오지 않은 상태에서 소화 작용을 하므로 식욕이 나지 않고 소화도 불충분해진다. 그리고 식사 시간의 불규칙은 예정 외의 간식을 이끌게 되어 1일 식품 구성의 밸런스가 깨지므로 식이 요법에 나쁜 영향을 준다.

◇ 잘 씹어 천천히

음식물의 소화에는 식품에 포함되어 있는 섬유의 양과 위 속에서의 정체 시간 등이 크게 영향을 미친다. 또 음식은 잘 씹으면 식품에 포함되어 있는 섬유가 잘게 분해되어 표면적도 증가하여 타액이 잘 섞여 소화되기 쉬운 상태가 된다.

또 오랫동안 음식물이 입이나 위 속에 있으면 그만큼 타액이나 위액이 나오게 되므로 좋아하는 요리는 천천히 시간을 들여 먹도록 한다.

환자라고 해서 언제나 유동식이나 죽 등 수분이 많은 것만을 계속해서 먹으면 섭취 영양량이 부족하게 된다.

오히려 보충 식사를 잘 씹어서 섭취하면 에너지를 많이 취할 수 있으므로 급성기가 지나면 되도록 빨리 보통식으로 바꾸어 먹는다.

◇ 서두르지 말고

간장병의 식이 요법은 손상된 간장을 회복시키고 재생을 가하는 것이다. 그러나 일단 손상된 조직의 재생은 상당히 어렵고 오랫동안 규칙적인 요법을 할 때 비로소 효과를 보게 된다.

식이 요법은 말하자면 경사길에서 무거운 공을 밀어 올리는듯한 것으로 도중에서 견디지 못하고 쉬거나 하면 모처럼 오래 지속한 식이 요법의 효과는 또다시 처음으로 되돌아가 회복에 한층 노력이 필요해진다.

만성 환자의 식이 요법의 효과는 늦게 나타나고 악영향은 급격히 나타나는 것이 특징이다. 서둘지 말고 오래 계속해야 한다.

◇ 식후에는 안정을

식후에는 섭취한 음식을 소화시키기 위해 몸 안에서는 소화기관이 활발하게 활동한다. 이 때문에 식사 후에 갑자기 몸을 움직이거나 하면 위의 작용은 불규칙 해지고 소화의 기능을 약화시키고 또 간장에 흐르는 혈액의 양이 감소되어 대사는 악화된다.

식사 시간은 충분히 취한다. 식후에는 적어도 30분 정도 몸을 움직이지 않도록 하여 취한다. 몸속 기관의 작용을 돕는다. 이를 위해 자택에 있을 때는 가능한 누워서 편하게 쉬는 것이 좋다.

◇ 아침 식사는 충실하게

간장병, 특히 만성 간염이나 간경변의 회복기에는 요양 생활이 오랫동안 계속되므로 일하면서 치료하는 경우가 많아진다. 아침에는 바빠서 식사를 빠뜨리기도 하고 간단히 끝내는 경우가 있다. 그러나 이런 것은 특히 고에너지·고단백질식을 원칙으로 하는 간장병에서는 섭취량 부족을 초래하고, 밸런스도 깨지고, 또 아침의 부족분을 점심이나 저녁 식사로 보충하려고 과식을 하게 되어 대사 기능을 맡는 간장에 큰 부담을 주어 매우 나쁜 영향을 주게 된다.

오전 중의 활동 에너지를 얻기 위해서라도 아침 식사는 걸르지 말고 충분히 섭취하도록 한다.

기준으로써는 아침, 점심, 저녁의 에너지 섭취 비율은 1:1.5:1.5를 원칙으로 한다.

◇ 외식을 할 때는

또 일하면서 요양할 때 문제가 되는 것이 외식이다. 식이 요법 전체의 밸런스를 깨뜨리지 않도록 주의해야 한다. 그를 위해 간장병뿐만이아니고 식이 요법을 할 때는 외식은 되도록 피하고 식이 요법에 필요한 도시락을 지참하는 것이 바람직하다. 그러나 아무래도 외식을 해야 할 경우에는 일반적으로 사용하고 있는 식품의 양이 불분명하게 치우쳐 있기도 하고 양적으로 부족한 경우가 많으므로 내용을 알 수 있는 밸런스 잡힌 동물성 식품과 녹황색 야채의 양이 충분한가 어떤가를 체크하여 선택한다.

야채류 특히 녹황색 채소는 외식에서는 적다.

이 때문에 특별히 샐러드 요리 등을 추가하거나 나중에 과일을 먹도록 하여 부족한 것을 보충할 필요가 있다.

또 최근 백화점의 식당이나 자연식 레스토랑 등에서는 메뉴에 영양량을 표시하는 곳이 늘어나고 있다. 식이 요법을 하는 경우 이런 곳은 큰 도움이 된다. 아직 극히 일부이지만 앞으로는 많이 보급되는 것이 바람직하다.

◇ 운동을 한다

급성기에는 안정이 원칙이다. 그러나 그 후 회복기나 만성 간염, 간경변 등에서는 장시간에 걸친 요양을 필요로 한다. 식욕을 증진시키기 위해서 기분을 전환시키고 적당한 운동은 꼭 필요하다.

적당한 운동은 스트레스 해소에도 도움이 되고 근육을 풀어주므로 숙면을 돕기도 한다.

또 간장병의 식이 요법은 고단백, 고에너지를 섭취하기 때문에 비만을 초래하는 경우가 있으므로 적당한 운동은 비만 방지에도 도움이 된다. 운동은 산책이 가장 좋은 방법인데 그 외에 가벼운 스포츠나 체조 등 피로가 남지 않을 정도로 가능한 매일 정해진 시간에 계속한다. 그러나 증상에 따라서는 반드시 의사와 허가를 받아야 한다. 그리고 운동 뒤에는 한동안 안정을 취하는 것이 좋다.

◇ 특별시 하지 않는다

식이 요법이라고 하면 뭔가 특별한 것. 어려운 일이라고 생각하는 경향이 있지만 사실 식이 요법 중에서도 당뇨병이나 간장병 등은 엄격한 제한이 필요하지만 간장병은 급성기의 경우를 제외하고는 그다지 엄격한 식사 제한을 할 필요는 없다. 오히려 영양량을 많이 하는 것은 손상된 간장 회복에 도움이 된다. 고에너지·고단백식을 원칙으로 할 때에는 어려운 식사라고 생각하지 말고 가족과 함께 식사하는 가운데 단백질을 많이 포함하는 식품을 충분히 섭취하고 또 우유, 유제품을 매일 거르지 말고 섭취하도록 하는 정도가 식이 요법에 적당하다.

증상에 따라서도 다르지만 너무 특별히 취급하게 되면 도중에 지쳐 오래 계속하기 어려워진다.

◇ 증상을 잘 알아둘 것

간장병이라고 해도 여러 가지 종류가 있고 급성과 만성 또는 담석증이 있고 그에 따라 식이 요법은 달라진다.

또 증상에 따라 발열, 구토, 권태 등을 동반하는 경우와 그렇지 않은 경우가 있고 식사는 거의 할 수 없을 때도 있고 어떤 때는 식욕이 당기는 때 등 그날 그날의 상태에 따라 차이가 있을 수 있다.

이 때문에 증상이나 그때그때의 먹는 모습, 남은 양 등에 충분한 주의를 기울여 증상이 나쁜 때는 1회의 식사량을 줄이고 유동식이나 죽을 고려하는 등 되도록 무리없이 상태와 잘 맞는 식사를 생각한다.

◇ 좋아하는 것을 넣어서

병에 맞는 식사를 할 때 비로소 요양의 효과가 올라간다. 영양이 있다고 해서 싫어하는 것까지 억지로 권하는 것은 식욕을 잃게 하는 일이 되기도 하고 고통스럽기도 하다. 환자에게 있어서 기호에 맞는 식사는 안정감을 주고, 소화 흡수가 좋아지고, 또 식이 요법도 장기간 계속할 수 있게 한다.

식품은 영양적으로 비슷한 "대체식"이 있다. 예를 들어 고기를 싫어하는 경우에는 생선이나 계란으로 바꾸어도 큰 차이는 없을 것이다. 싫은 식품을 피하고 변화있는 식품과 조리법으로 식단을 대체하는 것이 좋다.

◇ 엷은 맛으로

간경변 등으로 부종이나 복수가 있는 경우에는 염분을 엄격하게 제한한다. 또 부종이나 복수가 없어도 간장 장해는 배설 기능의 쇠약을 동반하는 경우가 많다.

특히 우리는 진하게 맛을 내는 데 익숙해져 있어서 염분 섭취가 지나쳐 고혈압 등의 성인병이 있는 사람이 많으므로 맛은 일반적으로 엷고 싱겁게 한다.

◇ 가족과 함께하는 식단으로

간장병의 식이 요법은 장기간 계속한다. 매일 식단을 생각하여 환자의 식사를 만들고 또 다른 가족들의 식사를 마련하는 일은 너무도 어려운 일일 것이다. 또 환자의 식사로 1인분만을 하면 맛있게 되지 않는다. 간장병에서 섭취해야 할 음식은 일부를 제외하고는 고단백 · 고에너지가 원칙이므로 생각하여 가족과 함께 먹는 것도 좋다. 예를 들면 생선 · 육고기 요리, 계란 요리 등도 가족과 함께 식사를 할 수 있게 조금 많이 하고, 부드럽고 기름기 없는 부분을 선택하여 전체적으로 부드럽게 조리하여 환자에게 준다.

가족이 함께 하는 식사는 화제도 풍부하고 기분도 좋아져 식욕을 돋구므로 식이 요법의 효과를 얻는데 많은 도움이 될 것이다.

◇ 식욕이 없을 때는

급성 간염의 초기에는 음식을 보거나 냄새를 맡기만 해도 구역질을 하는 경우가 있다. 이 시기에는 식사 섭취는 곤란하다. 급성기를 지나면 식욕이 없어지고 회복기의 고단백 · 고에너지식은 식사 내용에 육류나 어패류가 특히 많아지므로 장기간 계속 섭취하게 되면 느끼한 맛에 질려서 식욕 부진이 되는 경우가 있다. 이런 시기에는 식욕이 없다고 해서 장기간 먹던 양을 줄이면 섭취량 부족이 되므로 그만큼 회복이 늦어질 수도 있다.

또 하루의 식사 횟수로 3회라고 정하지 말고 4회~5회로 늘린다. 간식도 생각하여 한 번에 먹는 양을 줄이도록 한다.

에너지 만큼은 여러모로 보충하도록 한다. 또 식욕이 없을 때는 다음과 같은 것도 효과가 있다.

①양을 많이 섭취할 수 없으므로 수분이 적고 영양가가 높은 식품을 섭취한다.

②단 것은 식욕을 없게 한다. 특히 식사 전에는 음료나 단 것은 식사에 장해가 되므로 피한다.

③계절 식품, 아름다운 색, 요리에 맞는 식기 등도 식욕을 돋군

다. 또 나뭇잎, 레몬 등의 향도 식욕을 돋군다.

④향신료, 신맛 등을 이용한다. 향신료의 향에는 위액 분비를 촉진하는 작용이 있다. 식욕을 낼 정도로 소량 사용한다.

⑤요리 온도도 식욕과 관계가 있다. 뜨거운 것은 뜨겁게, 찬 것은 차게 할 필요가 있다.

또 열이 있을 때는 아이스크림이나 찬 젤리 등도 식욕을 돋군다. 단, 담석의 발작 때 등에는 피해야 한다.

⑥비타민 B_1은 신경 작용을 활발하게 하여 식욕을 돋군다. 강화기나 레바, 돼지고기, 황란, 두류 등 비타민 B_1을 많이 포함하는 식품을 풍부하게 취한다.

어떤 식품을
섭취할 것인가

식품 섭취법으로써는 다음과 같은 점에 주의하면서 증상별 1일 섭취 식품량을 확보한다.

◇ 동물성 지방은 피한다

급성 간염, 담석증, 담낭염의 경우 지방 섭취는 되도록 줄이는 동시에 동물성 지방은 주로 피한다.

특히 간장병에서는 양질의 고단백질 섭취를 원칙으로 하고 있으므로 동물성 식품을 많이 섭취하지만 동물성 식품은 또 일반적으로 지방도 많이 포함되어 있으므로 생선은 흰 살을 육류에서는 등심살 등을 주로 생각한다. 버터나 우유, 생크림, 황란 등에 함유되어 있는 지방은 동물성이지만 소화가 잘 되므로 증상에 따라 섭취한다.

◇ 동물성 식품을 많이

양질의 단백질을 많이 함유한 식품으로는 생선이나 고기, 알류

간장병의 식품 섭취법

	섭취해야 할 식품	삼가해야 할 식품과 요리
당질을 주로 하여 공급하는 식품	밥, 빵, 보리, 마카로니, 스파게티, 감자류, 지방이 적은 과자류, 설탕, 쨈, 꿀	볶은 국수, 라면, 인스턴트라면, 지방이 많은 과자류(파이, 도너츠, 초코렛)
단백질을 주로 하여 공급하는 식품	지방이 적은 생선(흰살 생선 등) 지방이 적은 육류(새고기, 소고기, 레바 등) 대두 및 그 가공품(두부, 납두) 알류, 우유, 유제품	지방이 많은 생선(다랑어, 정어리, 장어 등) 지방이 많은 육류(돼지로스, 돼지고기 가공염) (로스햄, 베이컨, 소세지 등)
지질을 주로 하여 공급하는 식품	버터, 마요네즈, 식물성 기름	동물성 기름, 튀긴 음식, 볶은 음식
비타민을 주로 하여 공급하는 식품	녹황색 야채류, 그 외의 야채류, 과일	(급성기) 버섯, 샐러리, 우엉, 고사리, 고비
그 외		알콜 음료, 강한 향신료 매운맛, 탄산 음료(콜라, 사이다, 소다수), 짙은 홍차, 커피, 코코아, 색이 짙은 쥬스나 노란색 무, 붉은 소세지 등

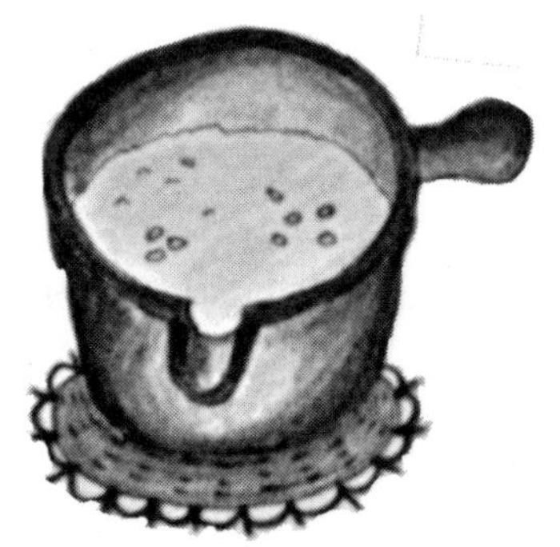

및 우유나 유제품을 많이 섭취한다. 또 동물성 식품은 일반적으로 지방도 많이 함유되어 있으므로 생선은 흰 살을 주로 사용하여 붉은 색인 경우는 피한다.

오징어나 어패류는 조직이 치밀하고 단단하므로 급성기에는 되도록 피한다. 육류도 지방이 적고 부드러운 것을 선택하고 계란은 단백질 뿐만 아니라 비타민 A도 많이 함유되어 있어 소화력이 좋으므로 요리법을 연구하여 하루에 1~1.5개를 섭취한다. 식사로 섭취하지 않을 때는 간식으로 먹는 것도 생각해 볼 수 있다. 또 우유나 유제품도 양질의 단백질과 칼슘을 많이 함유, 지방도 유화되어 있으므로 단순히 먹는 것 만이 아니고 요리나 디저트로도 사용하여 하루 한 개 이상 섭취하도록 한다.

◇ 콩제품을

콩은 식물성 식품이지만 밭의 고기라고 불린다. 식물성 식품치고는 예외적으로 필수 아미노산과 무기질이 풍부하여 상당히 영양가가 높은 식품이다.

그러나 콩 그 자체는 조직이 딱딱하기 때문에 보통 조리법으로는 충분한 소화를 바랄 수 없으므로 가공된 두부나 납두, 연두부 등을 이용한다.

◇ 주식도 변화를

주식은 쌀밥만 먹지 말고 면, 빵, 마카로니, 스파게티, 오트밀 때로는 볶은밥, 야채밥 등으로 변화를 주는 것 또한 좋은 방법이다. 손쉽기는 해도 인스턴트 식품은 지방이나 염분이 많으므로 피하도록 한다. 또 급성기에는 죽, 빵죽, 우동 등의 소화가 잘 되는 조리 법을 고려한다.

◇ 녹황색 채소와 과일을 풍부하게

야채류에는 비타민이나 무기질이 많이 함유되어 있고 또 섬유질 도 많이 함유되어 있기 때문에 변비도 방지할 수 있다.

또 색이 아름다운 것도 많아 보기에도 좋고, 향도 좋으므로 계절 식품을 가능한 한 많이 섭취하도록 한다. 특히 야채 중에서도 녹황 색 채소는 비타민 A 섭취량이 80 %에 가까운 공급원이 되어 있어 비타민A 섭취에는 빼놓을 수 없는 식품이다. 또 비타민 C도 일반적 으로 담색 야채보다도 많이 함유되어 있으므로 야채는 되도록 녹황 색 채소를 섭취하도록 노력한다.

과일, 특히 통조림류에는 비타민 C가 많아 그대로 먹을 수 있으 므로 식사 때 섭취할 수 없는 경우에는 간식으로 섭취하는 등 1일 1회는 꼭 섭취하도록 한다. 급성기에는 과즙으로 하거나 삶아서 준다. 또 바나나 등 일부 과일에는 당질이 많이 포함되어 있으므로 비만인 사람은 주의한다.

◇ 향신료의 다량 사용은 피한다

향신료는 한 번에 많이 사용하면 점막을 자극하므로 급성기에는 피하고 회복기에는 고에너지를 취할 필요도 있고 소량이라면 식욕 을 돋구는 효과도 있으므로 사용해도 괜찮다. 그러나 카레, 겨자, 고추, 후추 등은 되도록 사용하지 않도록 주의한다.

◇ 간식 섭취법

간장병의 식이 요법에서는 고단백·고에너지식을 원칙으로 하고 있으므로 식사의 양이 많아져 먹기 어려운 경우도 있다.

또 식욕이 없는 경우도 있으므로 식사로 섭취하기 어려운 영양량을 계획적으로 간식에서 보충할 필요가 있다. 예를 들면 단백질을 보충하는 데는 계란이나 우유를, 비타민 보급에는 과즙이나 과일을 먹는 등 하루의 식품 구성에 맞춘다. 양은 많아도 하루의 영양량의 10％ 정도를 기준으로 해서 식사에 가까운 시간이나 취침 전 1시간 정도는 피한다.

또 간식에는 내용을 알고 있는 손수 만든 것이 바람직하고 다음 것은 되도록 피하도록 한다.

커피, 짙은 차나 홍차… 소화기를 자극한다.

색이 짙은 쥬스…색소가 많다.

탄산 음료나 맛이 강한 과즙… 담석 등에서 발작을 일으키기 쉽다.

코코아, 쵸콜렛… 지방이 많다.

◇ 특히 알콜에 대해

개인차가 있으므로 알콜을 마신다고 해서 반드시 간장병이 된다고는 단정할 수 없다. 하지만 오랫동안 단백질을 섭취하지 않은 경우에는 간장 조직을 해쳐 간경련이나 간염, 지방간이 된다.

또 알콜이 원인인 간경변에서는 금주로 좋아지는 예가 많고 세계적으로도 알콜 소비량이 많은 나라일수록 간경변도 많다는 통계가 있다. 이 때문에 간장병에는 알콜은 금지다. 회복 상태에서 약간의

알콜은 허락한다고 해도 마시는 양은 자연히 늘어나므로 삼가한
다.

식단을 짠다

◇ 지방을 줄인다

간장병에서는 단백질을 많이 섭취하고 지방의 섭취는 줄이는 경우가 많으므로 조리할 때에는 다음과 같이 연구한다.

①열탕으로 기름기를 뺀다.

②지방이 많은 고기나 생선은 직접 불에 구우면 지방분이 타 섭취량이 줄어든다.

③기름을 사용하지 않는 담백한 요리를 연구한다.

④탈지분유를 이용한 요리를 간식으로 연구해 본다.

◇ 고단백질 · 고에너지로

동물성 식품을 많이 섭취하는 동시에 또 이들을 이용한 조리법을 연구한다.

①탈지분유, 우유를 사용하여 포터쥬 그라탕, 우유찜, 요쿠르트, 무침 등이나 젤라틴으로 응고시킨 젤리를 먹는다.

②닭가슴살이나 흰살 생선을 가루를 내어 이용한다.

③계란, 우유나 유제품을 이용하여 디저트를 만든다.

④특히 레바는 영양가 높은 식품인데 독특한 맛이 있으므로 신선한 것을 이용하여 엷은 소금물에 담가 피를 **빼서** 요리에 사용한다.

◇ 염분을 줄인다

염분은 부종이나 복수가 있는 경우 이외에도 일반적으로 지나치게 섭취하기 쉬우므로 조리에서는 다음을 연구하여 되도록 섭취를 줄인다.

①된장은 1일 1술 정도로 하여 짜지 않게 엷은 맛을 낸다.

②저림 음식은 싱겁게 하도록 하고 양도 줄인다.

③찍어 먹는 장은 싱겁게 한다.

④국물을 낼 때는 싱겁게 조미한다.

⑤레몬, 등자나무, 유자나무 등은 즙을 내어 요리에 뿌리고 샐러드나 신 것을 만들면 신맛으로 엷은 맛을 보충할 수가 있다.

⑥고기는 그대로 구워 조미료를 묻히거나 찍어 먹는 식으로 해서 염분 사용량을 줄일 수 있다.

⑦참깨, 피넛츠, 김, 미역, 다시마, 생강, 버섯류 등의 식품은 풍미가 있고 염분이 없어도 먹을 수가 있다.

⑧가공 식품에는 염분이 비교적 많이 함유되어 있으므로 사용하는 양에 주의한다(햄, 어묵, 소세지, 베이컨 등).

◇ 식단 짜기의 기본

식단은 영양량에 과부족이 없도록 계산하여 세우는데 영양량 계산에 익숙치 않아 상당히 어려우므로 식단은 1일에 섭취할 식품 구성을 기준으로 생각한다.

식품 구성은 필요한 영양량에 식품 섭취량을 종류별로 정한 것으로 같은 분류 안에서는 어떤 식품을 선택해도 영양량에는 그다지 차이가 없고 이것을 기준으로 식단을 짜면 영양량은 계산하지 않아도 필요한 양은 거의 확보할 수 있다.

구체적으로는 우선 주채를 선택한다. 다음에 조리법이 중복되지 않도록 식품 구성을 기준으로 해서 주채로 섭취할 수 없는 식품(영양량)을 포함한 부채를 생각한다.

예를 들면 주채를 고기 구이로 할 경우 부채에는 야채찜을 하는 식으로 하고 또 하루에 한 번은 우유나 유제품과 과일을 첨가한다.

우유나 유제품 및 과일을 식사로 섭취하기 어려운 때는 간식으로 생각한다. 또 식단을 짤 때는 다음을 주의한다.

①주의 식품 및 조리법의 전후 식사와의 관계

②기호, 변화, 금액

③힘들지 않은 조리법

④계절 식품 사용

⑤맛, 색, 향의 조화

⑥완성된 모양, 온도, 식품과의 관계

〈부록편 1〉
간장이 보내는 주의 신호 총체크

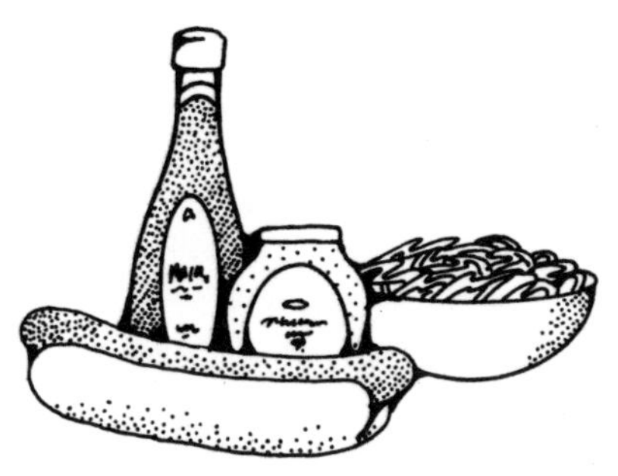

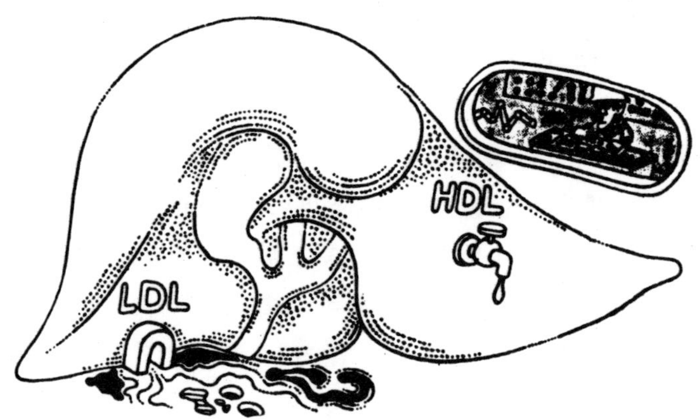

간장은 '침묵의 장기'라고 일컬어지고 있다. 그것은 간장에는 매우 큰 예비 능력이 있기 때문에 다소의 장해가 있어도 이상을 호소하지 않기 때문이다.

그러나 아무리 인내력이 강한 간장이라도 한계라는 것이 있다. 장해가 심해져 이제 더 이상 참을 수 없다고 비명을 지르게 되면 이미 중병이 되어 있는 경우가 대부분이다. 간경변이나 간장암에 걸리고 싶지 않으면 간장병의 조기 발견, 조기 치료가 무엇보다도 중요하다.

간장병에 걸리면 여러 가지 증상이 나타난다. 그럼 어떤 증상이 주의 신호일까?

몸이 나른하고 피곤하다

최근 아무래도 몸 컨디션이 이상하다. 나른하고 피곤하다. 이전에는 하룻밤 숙면을 취하고 나면 피로가 풀렸었는데 증상이 며칠이나 지속된다. 역시 나이 탓인가 라고 생각하고 있는 사람은 한번쯤 간장병을 의심해 보는 편이 좋다.

A씨는(40세). 대기업인 전기 회사에 근무하는 영업사원이다. 매일 매일 바쁘고 잔업의 연속이다. 당연히 수면 부족에 피로도 심했고 게다가 영업 관계로 술 마시는 일도 빈번했다. 그러던 어느 날 밤, 술을 마신 후나 피로할 때는 역시 사우나로 푸는 것이 제일이다 라고 생각하고, 술 마신 후 곧바로 사우나탕을 찾아 섭씨 100도의 고온건습욕과 냉수욕을 반복한 뒤 맛사지를 받았다.

그런데 그 다음날부터 감기 증상과 비슷한 고열이 나기 시작하더니 집에서 쉬어도 심한 나른함이 엄습해 왔다.그러던 중에 황달까지 병발, 급히 입원하게 되었다.

진단 결과 급성 간염이 중증이었고, 치료를 서두른 결과 겨우 생명을 구했다.

최근 40대, 50대인 사람들이 몸의 피로, 나름함을 느낀다며 병원을 찾는 경우가 적지 않다. 진단 결과는 그 대부분이 특별히 걱정할 만한 것이 아닌 경우가 대부분인데, 잘 검사해 보면 만성간염이나 간장병 등을 발견하게 되는 경우가 있다. 이처럼 몸의 나른함은 간장병 특유의 증상은 아니다.그 때문에 자칫 지나치기도 하고 소홀히 하기도 한다.

그러나 급성 간염의 경우는 그 80~90퍼센트의 사람에게 피로나 나른한 증상이 나타난다. 앞에서 서술했듯이 몸을 꼼짝할 수 없을 정도의 나름함이 특징으로,전철이나 버스 안에 서있기 힘든 상태에 빠진다.

증상으로는 감기와 아주 비슷하기 때문에 그만 혼동하기 쉽다. 초기에는 37°정도의 미열이 계속되는 경우도 있지만 대부분의 경우는 38°전후의 고열이 2, 3일 계속 되는 것이 보통이다. 그러나 이상하게도 간장병 특유의 황달 증상이 나타날 무렵에는 피로나 나름함

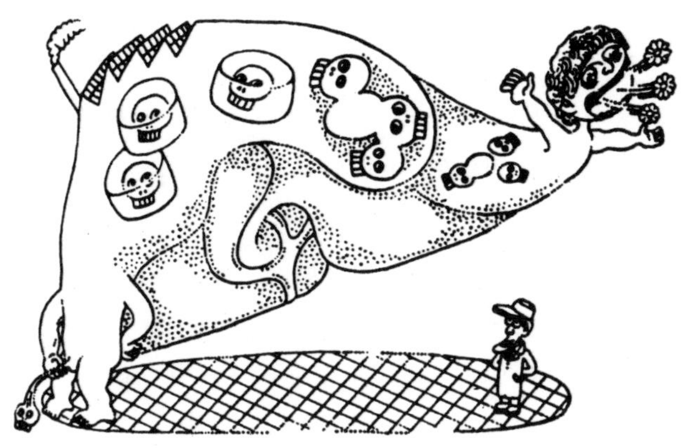

이 경감되거나 사라져 버리는 경우가 많다.

　이에 비해 만성간염이나 간경변은 보통 크게 피로함, 나른함을 느끼는 경우는 적다. 만일 만성간염에서 피로나 나른함을 자각할 정도가 되면 증상이 상당히 진행되어 있는 경우이므로 곧 병원에 가서 진단을 받아야 한다.

식욕이 없다. 구역질이 난다

　보통 병에 걸리면 식욕이 없고, 먹고 싶은 것이 없는 등 식욕부진 상태에 빠진다. 따라서 식욕이 없다는 것이 간장병 특유의 증상이라고는 할 수 없다. 그러나 급성간염 초기에는 식욕부진이나 구역질이 특히 강하게 나타난다.

　예를 들면 이전에는 아주 좋아하던 오뎅, 튀김 등의 기름기 있는 것을 싫어하게 되기도 하고, 극단적일 경우에는 그 냄새를 맡는 것 만으로도 구역질을 한다.

　이런 증상이 1주일간 계속된 뒤 황달이 되는 것이 급성간염의 전형적인 증상이다. 그리고 황달을 분명하게 인식할 수 있을 정도가 되면 식욕도 점차로 회복되고 구역질이나 가슴이 울렁거리는 증상도 사라지는 것이 일반적이다.

또 황달 증상이 오래 계속되고 나른함이나 식욕부진이 오래 계속되는 경우에는 급성 간염이 악화 일로에 있을 가능성을 생각해야 한다.

한편 만성간염이나 간경변에 걸려도 증상이 안정되어 있을 경우에는 식욕부진이나 전신 권태감 등 소위 자각증상이 일어나지 않는 것이 보통이다.

배가 팽창된다

비만 때문에 복부가 팽창될 경우는 별도로 하고 간장병 때문에 복부가 팽창될 경우는 크게 나누어 2가지이다. 한 가지는 장의 기관에 가스가 차 있을 경우이고, 또 한 가지는 복강 내에 수분이 쌓여 복부가 팽창되는 경우이다.

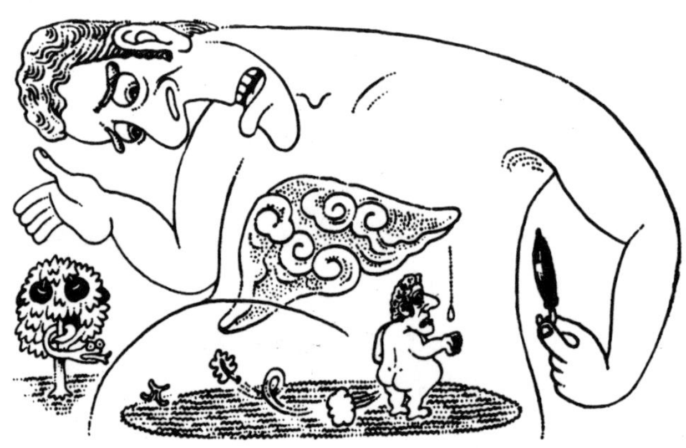

전자는 간장의 작용이 나빠져 간장에서 만들어지는 소화액(담즙)의 양이 적어지고 지방분 등의 소화 작업이 잘 되지 않아 장내에 가스가 충만되어 있기 때문이다.

그 상태가 진행되면 복강 내에 물이 차는, 즉 '복수'라고 불리우는 후자의 경우가 된다.

이것은 장에서 간장으로 보내져 오는 문맥혈(門脈血)이 간경변 등에 의해 흐르기 어렵게 되고 문맥의 혈압이 높아져 문맥벽에서 혈액 성분 중 수분만이 복강 내로 누출(漏出)되기 때문이다. '문맥압항진증'이라고 불리우는 증상의 하나로, 복수가 되면 복부가 가스로 팽창되어 숨 쉬기 힘들어진다.

간장병의 전문의들 사이에는 '바람이 분 뒤 비가 온다'라는 표현을 하는데, 복부에 가스가 찬 뒤에는 종종 이 복수 현상이 일어난다.

한편 간염이나 간경변, 간장암에서는 간장 자체가 부어 오르기 때문에 복부가 팽창되는 경우도 있다. 어느 경우에나,——복부가 팽창되고 그것이 계속되는 경우도 한 번 간장병 전문의에게 진찰을 받아볼 필요가 있다.

복부가 팽창되는 상태는 장의 병 때문에 일어나기도 하지만 장의 경우는 복부가 팽창되면 동시에 복통을 동반하는 경우가 많다. 이에 비해 간장병의 경우는, 복부는 팽창하지만 복통이 없는 것이 일반적이다.

오른쪽 위 복부가 묵직하고 둔통(鈍通)이 있다

간장병으로 통증을 동반하는 경우는 그다지 많지 않다. 그러나 오른쪽 등에서부터 오른쪽 위 복부에 걸쳐 무거운 압박감이 느껴지면 일단 한 번 간장병을 의심해 볼 필요가 있다. 급성간염의 만기나 간경변, 간암 등이 악화되어 간장이 붓거나 하면 오른쪽의 복부에 둔통이나 중압감이 일어나는 경우가 많기 때문이다.

만성간염이고 게다가 신경질적인 사람은 언제나 간장을 걱정하게 되고 간장 주위가 항상 둔통이나 중압감이 느껴진다는 사람이 적지 않다. 그러나 만성간염이라도 증상이 비교적 안정되어 있을 경우는 통증이나 압박감이 없는 것이 보통이다.

단, 주의해야 할 것은, 만성간염이나 간경변에는 담석증을 합병하는 경우가 종종 있고, 그 때문에 오른쪽 위 복부에 심한 통증을 느끼는 경우가 있다.

담석증의 통증은 오른쪽 위 복부를 중심으로 한 소위 '찌르는' 듯한 강한 통증의 발작이 된다.

이 담석증은 남성보다 여성에게 많고 통증 발작은 폭음, 폭식 외에 초조함이나 정신적인 스트레스 등이 원인이 된다고 일컬어지고 있다.

술이나 기름기 있는 음식에 약해진다

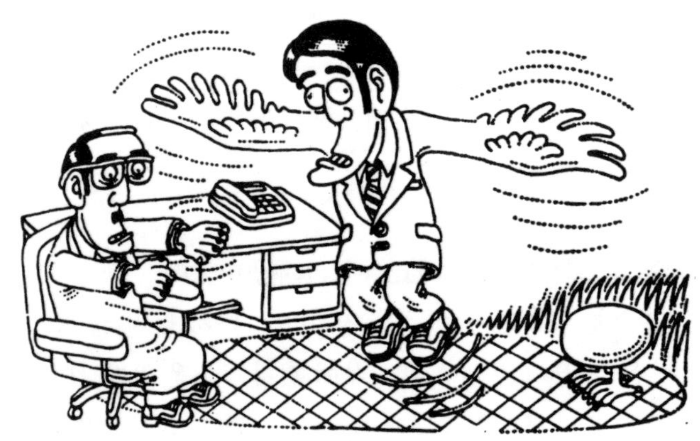

이제까지 술을 많이 마셔도 아무렇지도 않던 사람이 어느날 갑자기 소량의 술에도 취하고 기분이 나빠지고 숙취로 고생하게 되면 우선 간장병을 의심할 필요가 있다.

알콜은 위장에서 흡수되고 간장에서 처리되는데, 간장이 나쁘면 알콜 처리 능력이 저하되고·알콜이 혈중에서 잘 사라지지 않는 동시에 알콜이 분해되어 생기는 일종의 독성물인 아세트알데히드를 간장이 해독하는 작용도 저하된다. 이 때문에 소량의 술에 취하기도 하고, 숙취로 고생하게 된다.

또 이전에는 기름기 있는 요리를 좋아하던 사람이 갑자기 먹지 않게 되고 냄새를 맡는 것 만으로도 구역질을 하게 되고 또 먹은 뒤 항상 위장이 묵직한 느낌을 받게 되는 경우가 있는데, 이 때도 간장병을 의심할 필요가 있다.

이런 증상은 담도계의 병(예를 들면, 담낭이나 담도에 결석이 생기는 담석증) 등에서도 볼 수 있는데, 담도계의 병일 경우는 기름진 요리를 먹은 뒤 통증이 동반되는 것이 보통이다. 그 때문에 무의식적으로 기름진 음식을 피하게 된다.

그러나 간장병의 경우는 앞에서 서술했듯이 간장에서의 담즙 발생이 감소되기 때문에 소화불량이나 장의 기관내에 가스가 발생하기 때문이라고 생각하고 있다.

식사와 관계 되는 간장병이 특유한 증상으로서 육류 등의 단백질을 지나치게 섭취하면 정신 상태가 이상해지는 경우가 있다.

그 대표적인 증상이 '수전증'이다. 손끝이 떨리는 기묘한 동작이다.

이 증상은 간경변에서 문맥으로부터의 혈류가 간장으로 흘러가기 어려워지면 혈액은 다른 혈관(식도 정맥이나 직장정맥 등)을 통해 직접 심장으로 되돌아 간다. 문맥혈에는 영향분 외에 암모니아

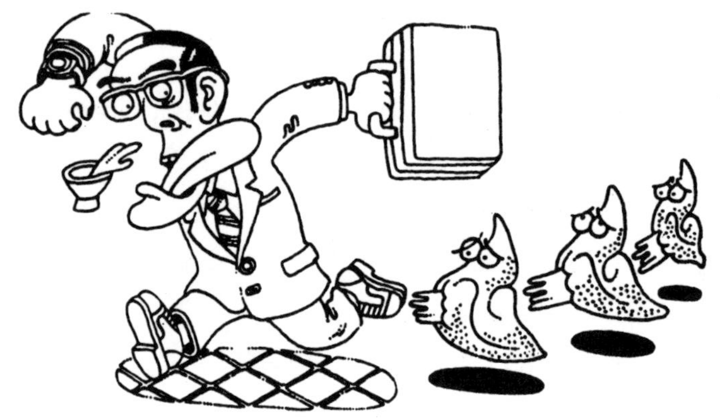

등 신체에 유해한 독성물도 다량 함유되어 있는데, 이들 독성 물질이 간장에서 해독되지 않고 직접 심장에서 뇌로 들어가 뇌세포를 위협하기 때문에 일어나는 증상이다.

보통은 간장병의 경우 고단백질 식사를 할 필요가 있다고 하지만 간경변의 증상이 악화되어 정신 상태가 좋지 않을 시간에는 반대로 단백질 제한이 필요하다.

가려움이 계속된다

간경변에 걸리면 몸 여기 저기가 매우 가려워지는 일이 있다.

이 증상은 황달과 동시에 나타나는 경우와 가려움 만이 나타나는 경우 2 가지가 있다. 황달이 심할 때는 가려움이 심해지는 것이 보통이다.

이것은 간장에서 만들어지는 담즙이 간내담관을 지나 총담관에서 십이지장으로 잘 흐르지 않고 직접 혈액 속으로 유입되기 때문에 담즙 성분인 담즙 산(酸)이 혈중에 높아져 이것이 피부 신경을

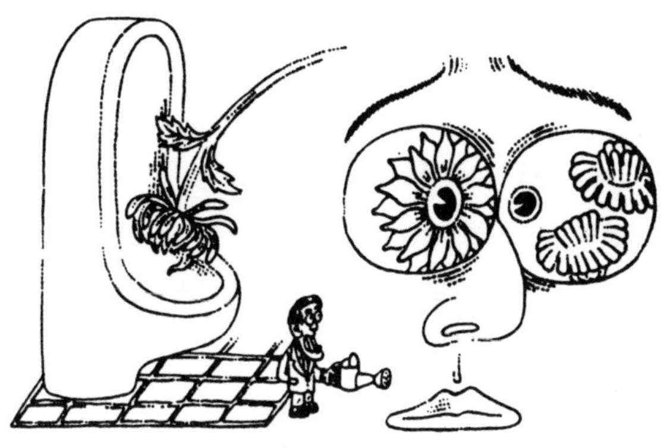

자극하기 때문이다. 그러나 가려움의 정도와 담즙 산의 농도는 반드시 일치되지 않는다고 말하는 학자도 있고 담즙 산 만으로는 가려움을 설명할 수 없다.

황달과 가려움이 나타나는 대표적인 병은 담즙이 흐르는 담관 어딘가가 막히는 병으로, 이 상태를 '폐쇄성 황달'이라고 하는데, 원인으로서는 총담관 결석이나 졸두부암 등을 들 수 있다. 황달이 있어도 급성 간염일 경우는 가려움이 덜 나타나는 것이 보통이다.

또 가끔 있는 병으로서 원발성, 담즙성, 간경변이라는 것이 있다. '원발'이란 이 경우는 다른 장기에서의 영향이 아니고 간장 자체 어딘가에 그 원인이 있는 것으로, 이 병은 주로 중년 여성에게 많다.

피부나 눈의 흰자가 황색이 된다

간장병에 있어 특유한 증상이 바로 이 황달 증상이다. 특히 눈의 흰자 부분이나 손발, 신체의 피부 등이 황색이 된다. 황달은 담즙의 성분인 비릴빈이라는 황색 색소가 혈중에 증가된 때 볼 수 있는 증상이다.

황달 증상이 곧 간장병이라고는 꼭 단정 지을 수 없지만 황달이 나타난 때는 우선 간장이 나쁘다고 생각해도 크게 틀림은 없다.

간장이 나빠서 황달이 나타나는 경우 보통은 1~2주일이면 사라진다. 만일 황달이 1개월 이상 계속될 경우에는 상당히 증상이 심하다고 생각해야 한다. 황달 증상이 나타날 때는 입원해서 치료할 필요가 있다.

뇨(尿)가 홍차색이 되고 대변의 색이 옅어진다

황달이 생기면 뇨(尿)의 색이 맥주색이 되거나 짙은 홍차색이 된다. 황달 초기에는 피부나 눈의 흰자가 황색이 되는 증상이 나타나지 않아 간장에 이상이 있는지 쉽게 알 수 없는데, 이럴 경우에 뇨의 색을 보면 이상하게 짙다.

뇨의 거품까지 황색이 됨으로 대부분의 경우는 그 이상을 알게

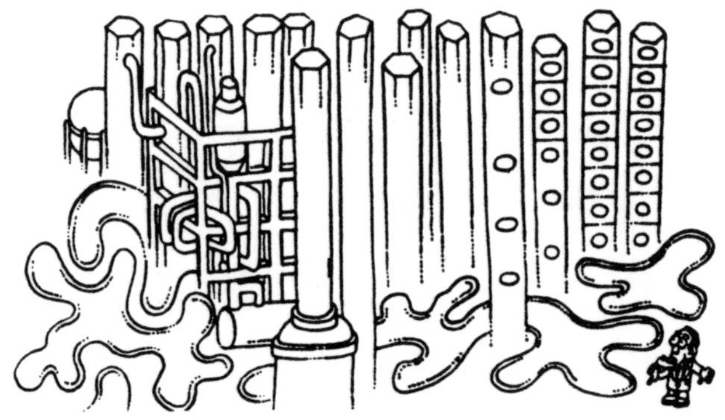

된다.

발열이나 발한 때도 뇨가 황색이 되는데, 이 경우는 뇨의 양도 적고 황달때의 뇨와는 구분이 저절로 된다.

또 황달이 심할 경우에는 뇨가 황색이 되는 것과는 대조적으로 변의 색이 옅어지고 때때로 회색의 점토와 같아질 때가 있다.

이런 뇨나 변의 이상은 간장병 뿐만 아니라 여러 가지 다른 병에서도 일어나는데 만일 이상이 느껴지면 곧 진단을 받아 보자.

피부색이 검어진다

중년 이후의 사람 중에는 요즘 갑자기 피부가 검어졌다고 하며 혹시 간장이 나빠진 것이 아니가 해서 진찰 받으러 오는 사람이 적지 않다. 특히 눈 주변이나 뺨, 입 주위, 이마 등에 그 경향이 많다.

그러나 이런 것은 속칭 '간반'이라고 불리우는 것으로 간장병과 직접 관계는 없다. 그 원인에 대해서는 아직 잘 알려져 있지 않지만 다분히 자외선 영향에 의한 소위 피부 노화일 것이다.

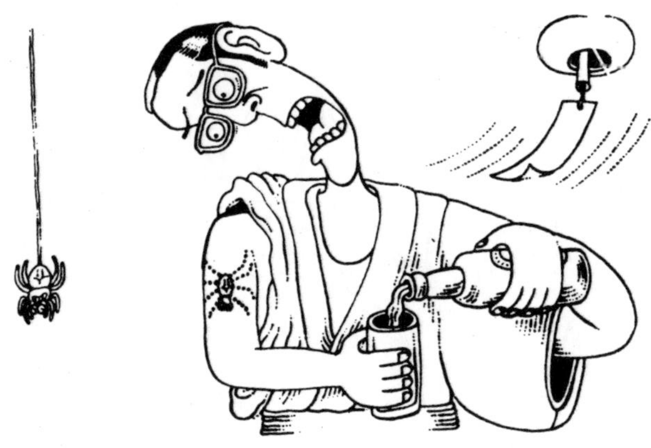

　간경변이 진행된 경우에는 전문의가 볼 때 피부가 건강한 사람과 달리 독특한 색을 띠고 있음을 알 수 있다.

　전체적으로 거무스름하고 윤기가 없으며 피부를 가까이 보면 모세혈관이 튀어 나와 확장되어 있다.

　간경변 중에는 '헤모글로마토시스'라고 불리우는 특수한 환자가 있는데, 이는 철분이 간장에 이상하게 쌓여 간장이 선유화(線維化)를 일으키고 피부나 심장, 성선(性腺) 등에도 철분이 쌓이는 병이다. 이 병에 걸리면 피부가 다갈색이 되고 당뇨병이나 임포텐스 등을 병발할 위험성이 크다.

코가 빨갛게 되고 신체나 손바닥에 붉은 반점이 나타난다

　술을 좋아 하는지 싫어 하는지는 그 사람의 코 끝을 보면 곧 알 수 있다.

　오랫동안 술을 마시고 있는 사람은 코 끝의 모세혈관이 붉게 튀어나와 확장되어 있는 케이스가 많은 것이다.

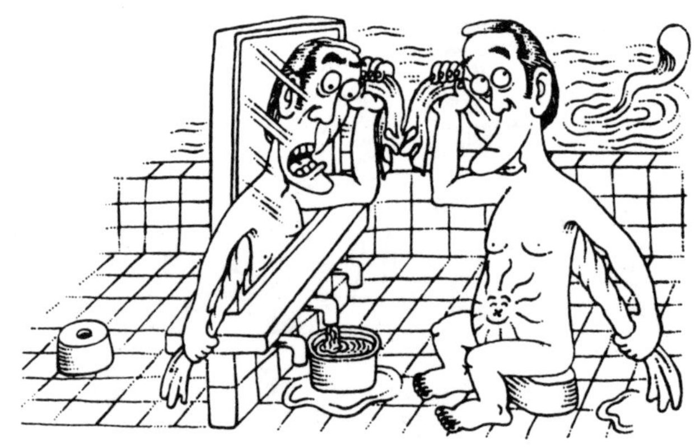

그러나 상흉부(목 앞 부분에서 유방주위까지) 그리고 등 상부, 두팔 바깥쪽 부분에 걸쳐 붉은 반점이 있을 때는 만성 간장병을 의심해야 한다.

이 홍반(紅班)은 얼굴을 가까이 대고 보면 마치 거미 모양이어서 '거미상 혈관종'이라고 한다.

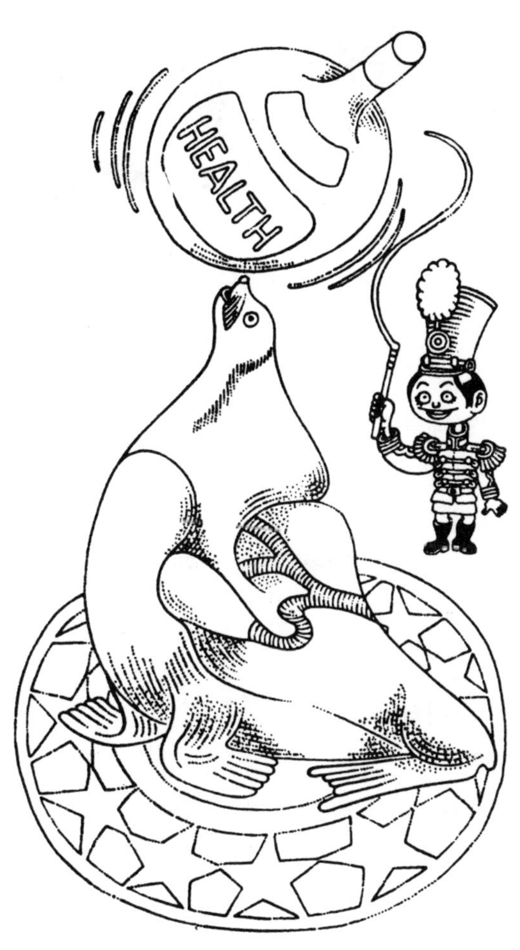

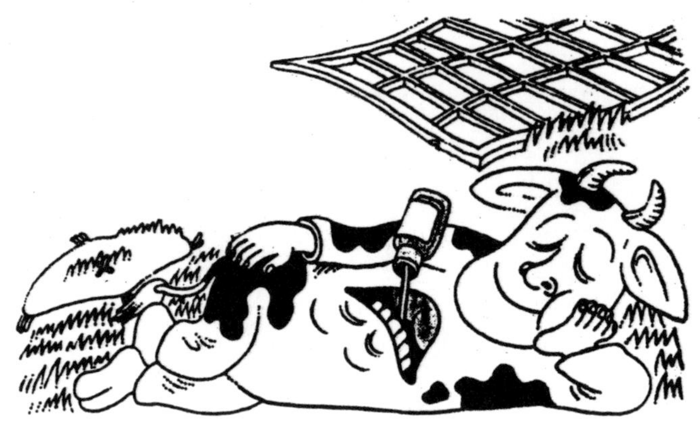

이 홍반의 중심부를 투명한 플라스틱으로 압박하면 '거미'의 다리
는 순간 사라지지만 압력을 약하게 가하면 홍반이 맥동하고 있는
것을 알 수 잇다.

이 홍반은 간장병의 특유한 증상 중 하나로 큰 것은 몇 센티미터
나 되고 중심부가 융기되어 있기도 한다. 손바닥에 나타나는 홍반
을 '수장홍반'이라 한다.

이들 거미상 혈관종이나 수장홍반은 만성 간장병,특히 간경변의
경우에 현저하게 나타난다.

여성화 현상이 나타난다

간장이 만성적으로 악화되면 남성의 여성화 현상이 종종 나타난
다. 남성의 유방이 여성처럼 커지고 젖꼭지도 검어지고 응어리가
생기고 통증을 느끼는 경우도 있다.

이것은 남성도 부신(副腎)에서 약간 여성 호르몬이 분비되고
있는데 간장이 악화되면 여성 호르몬을 분비하는 간장의 처리

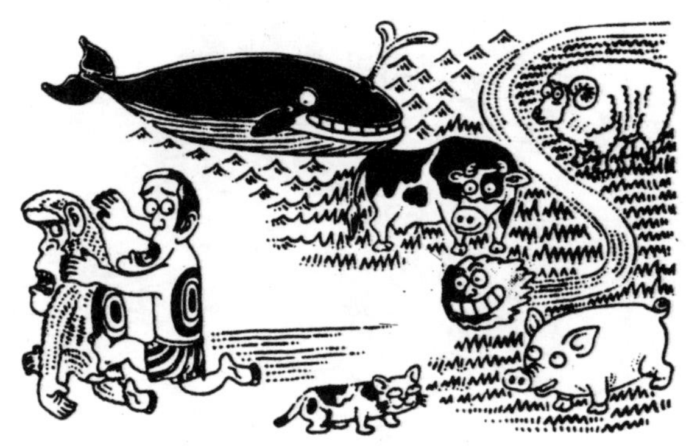

능력이 떨어지고 여성 호르몬이 증가되어 혈중으로 흘러 나가 때문
이다.

복부에 물이 고인다

간경변이 악화되면 복부에 물이 고이는 상태를 자주 볼 수 있
다.

복수(復水)가 의심스러울 경우에는 누워서 복부 옆을 두드리면
반향이 없는 둔한 소리가 난다. 또 배꼽 주변을 가볍게 두드리면
다소 높은 소리가 난다. 이것은 가스가 찬 장의 기관이 배꼽 쥐위에
모여 있기 때문이다.

또 비만과 복수를 구분하기 위해서는 상반신을 주의하여 관찰하
면 잘 알 수 있다. 복수의 경우는 복부가 팽창되어 있음에도 불구하
고 흉부 근육이 떨어지고 피부도 건조한 경우가 많다.

비만의 경우에는 살집도 좋고 피부 윤기도 좋다. 양자는 첫눈에
구별할 수 있다.

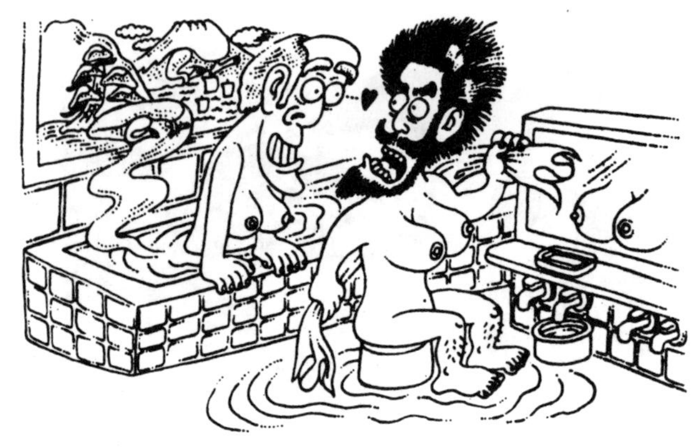

혈관 확장이 복벽에 일어난다

간경변 등이 진행되면 복벽 혈관이 팽창되는 상태를 자주 볼 수 있다. 배꼽을 중심으로 해서 그 주위의 정맥이 튀어나오고 그 정맥이 피부에 드러난다.

그 전형적인 예가 배꼽을 중심으로 해서 방사선상으로 퍼지는 정맥의 청근(靑筋)이다. 이것을 그리이스 신화와 연관시켜 '메두사의 얼굴'이라고 부르고 있다.

또 간경변 등으로 문맥의 혈압이 높아지고 혈류가 나빠지면 직장의 정맥 혈류도 나빠지고, 혈액이 정체되어 치질이 생기기 쉽다.

의식 불명이 된다

간장병이 중증이 되면 중추신경계에 이상이 일어나고 여러가지 정신 신경 장해가 생긴다.

우선 특징적인 것은 정신 활동이 둔해진다. 예를 들면 때와 장소 관념이 희박해지고 오늘이 며칠인지, 지금 무엇을 하고 있는지 깜박하게 된다.

또 행동면에서도 기이한 상태를 보이고 무슨 말을 하고 있는지 이해하지 못하고, 행동도 거칠어지고 밤에 깨면 화장실을 몰라 현관이나 부엌에 실례를 하는 행동을 하기도 한다.

이럴 때 손을 관찰하면 앞에서 말했던 '수전증'을 일으키는 경우가 많다.

정신 신경 상태가 더 악화되어 혼수 상태에 빠져 버리는 것이 간경변의 말기 증상이다.

그러나 이 신경 증상도 현재는 식이요법이나 약물요법에 의해 원래 상태로 되돌릴 수 있다. 이것은 간장 치료 의학의 큰 진보 덕이다.

〈부록편 2〉

알콜과 간장병

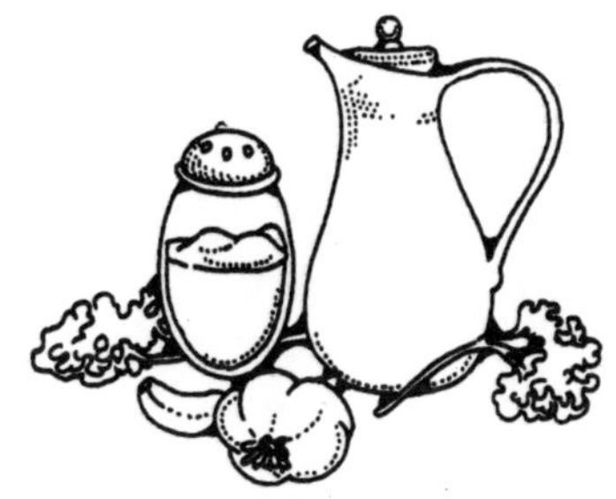

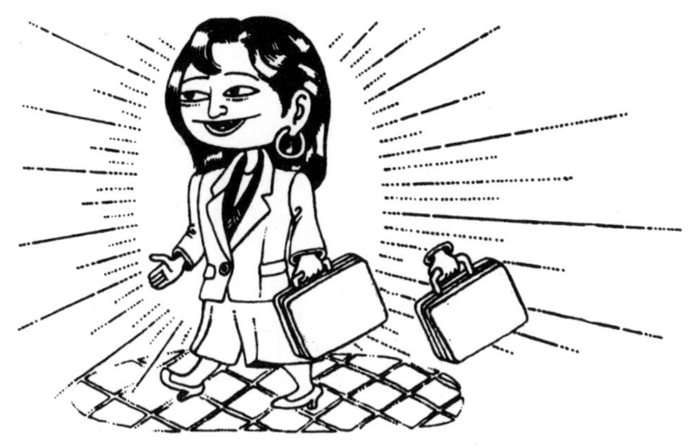

옛날에는 술은 명약 중의 하나라고 일컬어지며 많은 사람들에게 사랑을 받아 왔다. 특히 현재와 같이 사회가 복잡하고 일이 바빠지게 된 때의 술은 알맞게 마시면 스트레스도 해소 되고 피로 회복에도 도움이 된다.

그러나 지나치면 숙취로 고생하게 되고 식도나 위장, 간장, 췌장 등의 장해를 가져온다.

알콜은 간장병의 근원

알콜을 대량으로 마시면 간장병을 일으키게 된다는 것은 옛날부터 알고 있는 사실이다. 그러나 알콜이 직접 간장에 독 작용을 발휘하여 간경변까지 진행 시킨다고는 생각지 않았다.

그러나 1974년 미국에 있는 뉴욕 시립대학 교수인 리버 박사가 알콜의 직접적인 간의 독 작용에 의해 간경변이 일어난다는 것을 발표했다.

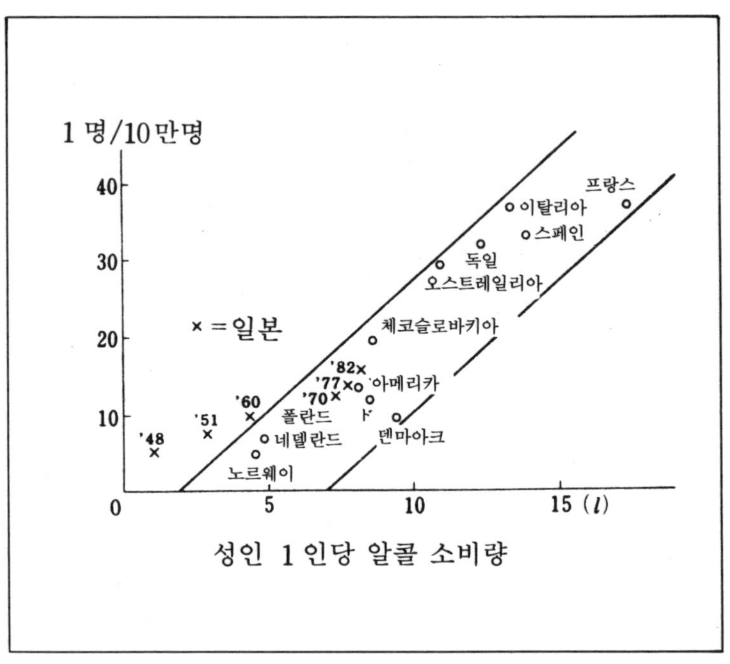

1명/10만명
40
30
20
10
× =일본
프랑스
이탈리아
스페인
독일
오스트레일리아
체코슬로바키아
'82×
'77×
'70×
아메리카
'60
'51
'48
폴란드
네델란드
덴마아크
노르웨이
0
5
10
15 (l)
성인 1인당 알콜 소비량

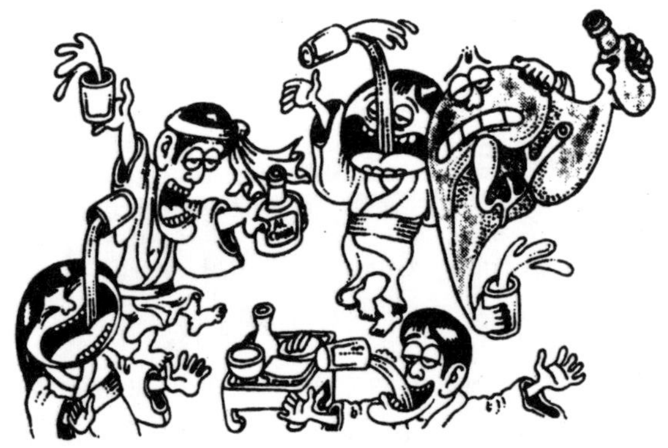

지방간

지방간(指肪肝)이란 간세포 속에 지방, 특히 중성지방이 다량으로 쌓인 상태를 말한다.

정상일 경우에는, 간세포 속에는 지방이 포함되어 있는데, 그 양은 간장 전체의 대략 5퍼센트 이하로, 이것이 10퍼센트 이상을 넘으면 지방간이라고 불리우는 상태가 된다.

최근 한창 일할 나이인 40대, 50대 남성 사이에 이 지방간이 증가하고 있는데, 그 주된 원인으로서는 알콜 과음, 영양 과잉에 의한 비만, 당뇨병, 치료 목적으로 이용되는 약제 등을 들 수 있다.

그러나 실제로 가장 많은 것은 알콜 과음으로 간세포에서의 지방산의 산화 능력이 저화되어, 그 결과 중성지방의 원료인 지방산의 양이 많아지고 중성지방이 간장에 쌓이기 때문이다. 지방간이 되면 간장 전체가 붓게 되어 점점 커진다.

그럼 어느 정도의 술을 마시면 지방간이 될까?

건강한 성인에게 알콜을 마시게 하고 간생검(肝生檢:가는 바늘로 간장 조직을 적은 량을 채취하여 검사하는 방법)을 실히사면 소주로 환산해서 일반적으로 1일 3잔 이싱 매일 계속해서 마실 경우 지방간이 될 확률이 높다.

지방간의 증상으로서는 대다수가 무증상이거나 또는 복부에 가벼운 이상함을 느낄 뿐이다(복부 팽만감이나 오른쪽 위에 복부의 압박감 등). 그러나 복부를 진찰해 보면 90퍼센트 이상이 간장 증대가 확인되고 종종 압통을 동반한다.

지방간의 경우 일반적인 간기능 검사에서는 정상치인 경우가 적지 않다. 그러나 GPT에 비해 GOT가 80단위 이상으로 상승되는 경우가 많고 (정상치 5~30단위) 특히, 중성지방이나 감마 GTP

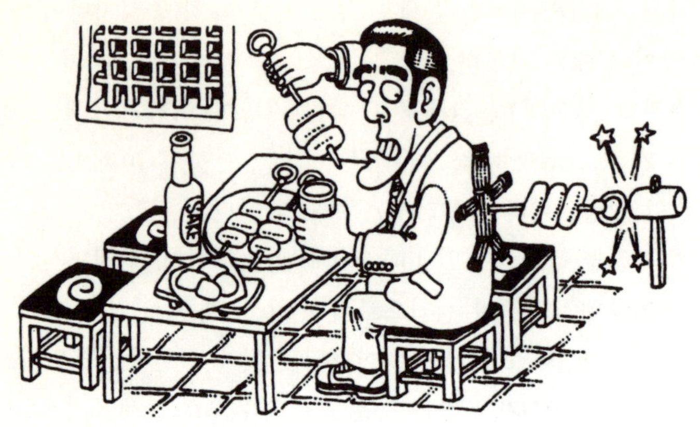

라고 불리우는 효소의 증가가 종종 보인다.

이 감마 GPT라는 효소는 만성적인 음주 반복이 되면 혈중에 나타나는 것으로 대부분 500 단위 이상이 된다(정상치 40단위 이하). 만성적으로 음주를 하면 감마 GTP의 수치는 민감하게 상승한다.

그러나 이런 지방간 상태도 술을 마시지 않으면 2~4주 만에 거의 완전하게 원상태로 회복된다. 그 때문에 임상적으로 지방간은 양성 질환이라고 한다.

그러나 비만 경향이 있고 게다가 애주가인 경우에는 단주를 해도 지방간이 사리지기까지 상당한 시간이 걸리므로 섭취 에너지를 중점적으로 제한하고 체중을 컨트롤하지 않는 한 지방간 상태는 좋아지지 않는다.

알콜성 간염

지방간의 상태가 5년 이상 계속될 경우 어떤 기회에 대량 음주를

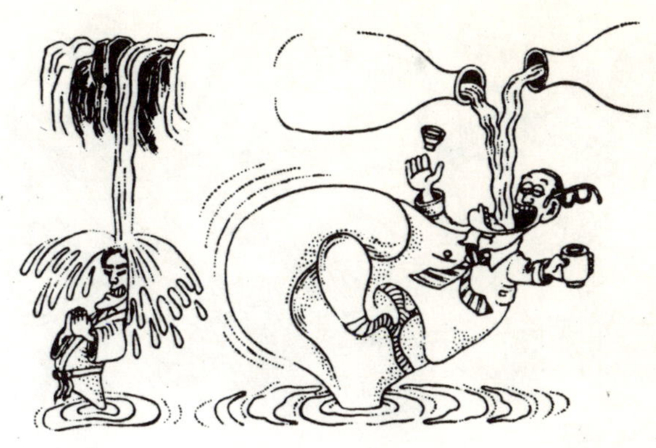

반복하게 되면 중독성, 알콜성 간염 발병율이 높아진다.

알콜성 간염 증상으로서는 간장 증대는 물론이고 황달, 신체의 심한 피로나 나른함, 그리고 구역질, 구토, 발열, 설사, 더 나아가 복수, 위장에서의 출혈(토혈, 빈혈) 등이 일어난다.

혈액 검사에서는 백혈구의 수가 1만 이상이 되는 것이 특징이고 (정상치 4000~7000), GOT나 감마 GTP치도 현저하게 상승된다.

이런 상태 때 간생검으로 채취한 간조직을 현미경으로 관찰하면 간세포가 파괴되어 있고, 그 주위에 백혈구가 모여 있고 담즙 울혈을 볼 수 있다.

또 하나 하나의 간세포가 부풀어 오르기도 하고 지방변성과 함께 간세포의 간격을 잇는 형으로 결합조직이 증가되는 것을 볼 수 있다.

알콜성 간염에서 간경변으로

알콜에 의한 간경변이란 지방간이 만성적으로 계속되고 있는

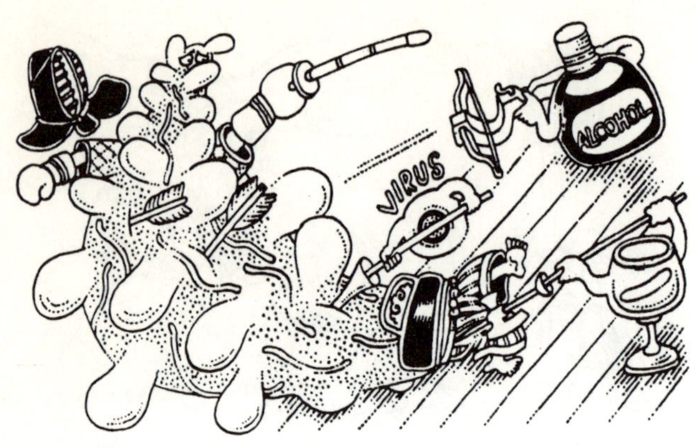

상태로, 그때 대량의 음주를 반복하면 간세포가 파괴되어 그 주위에 선유(線惟) 성분이 증가하고, 일정한 간세포 집단을 둘러싸듯이 결절(結節)을 만드는 결과 간장의 혈류가 나빠지고 간기능이 저하되는 증세이다.

증상으로서는, 초기에는 특별히 눈에 띠는 자각 증상은 없다. 그러나 복부를 진찰하면 지방간과 달리 간장 표면이 단단하고 오목볼록해져 있다.

또 특징적인 증상으로서는 가슴이나 등에 거미가 발을 벌린 듯한 모세혈관 확장 증상이 나타나고, 엄지와 새끼 손가락의 부드러운 부분에도 붉은 반점이 나타난다.(수장홍반)

증상이 더 심해지면 복수가 생기고 발이 붓는다. 이렇게 되면 입원하여 치료받지 않으면 위험하다. 또 말기에는 황달이 심하고 혼수 상태에 빠지기도 하고, 식도정맥류(食道静脈瘤)가 파괴되어 대출혈을 일으키기도 한다.

일반적으로 간경변이라고 진단이 내려진 후, 그 뒤를 추적 조사

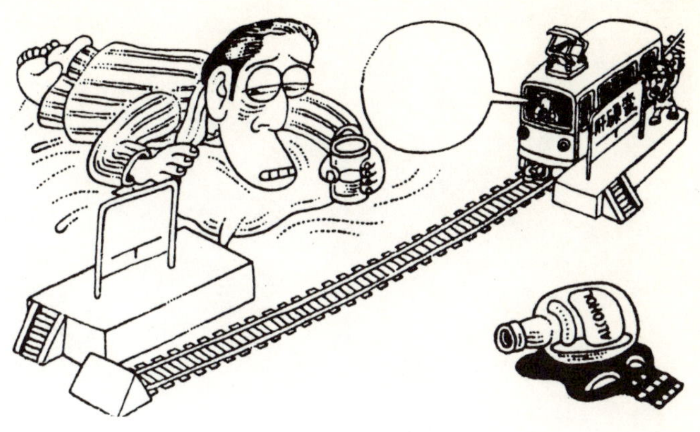

를 해 보면, 평균적으로 5년 후의 생존율은 금주를 한 상태에서는 70~80퍼센트가 양호한데 비해 계속 술을 마신 상태에서는 30~40퍼센트의 낮은 생존률을 보였다.

알콜에 의한 간경변은 소주로 환산해서 매일 5잔 이상 씩을 매주 5일 이상을 10년 이상 계속한 사람에게 다발하는 것으로 알려져 있다. 그렇게 되지 않기 위해서는 하루의 주량을 3잔 이하로 낮추는 것이 중요하다.

판권
본사
소유

현대가정의학시리즈-20

간장병 예방과 치료영양식

2013년 9월 15일 재판
2013년 9월 28일 발행

지은이　현대건강연구회
펴낸이　최상일
펴낸곳　태을출판사
주　소　서울특별시 중구 동화동 52-107 동아빌딩내
전　화　02 · 2237 · 5577
팩　스　02 · 2233 · 6166
등　록　1973년 1월 10일　제 4-10호

ISBN　　89-493-0421-X　13510

＊잘못 만들어진 책은 잘된 책으로 바꾸어 드립니다.

• **주문 및 연락처**
우편번호 100-456
서울특별시 중구 동화동 52-107 동아빌딩내
전화 02 · 2237 · 5577　　**팩스** 02 · 2233 · 6166